Das Qigong der 5 Wandlungsphasen

Mit den 5 Elementen zu Gesundheit und Wohlbefinden

von

Diplom-Sozialökonom
Stefan Wahle
Lehrer für Qigong, TQN + DDQT
6. Dan Ju-Jutsu
lizenzierter Fitnesstrainer

akkreditiert bei: www.trainerregister.de

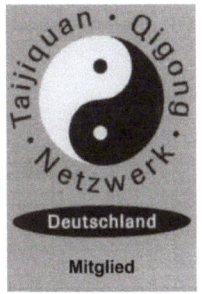

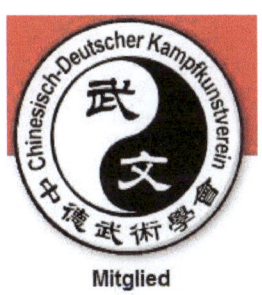

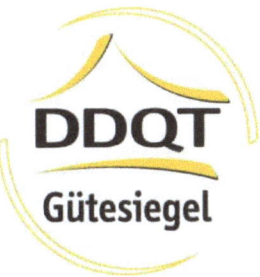

Impressum

©2016 copyright by Stefan Wahle, Hamburg

1. Auflage 2016

Autor: Stefan Wahle

E-Mail: info@sw-sportbuch.de

Internet: www.sw-sportbuch.de

Fan-Page von Stefan Wahle bei Facebook.com:
http://www.facebook.com/Stefan.Wahle.Autor

Verlag und Herstellung:
BoD - Books on Demand, Norderstedt

ISBN: 978-3-7392-0547-2

Offizielles Lehrbuch

der

Sawah® Qigong und Taijiquan Gesellschaft

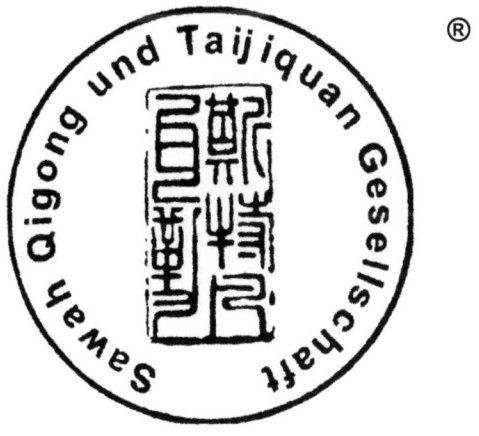

®

www.sawah-qigong.de

www.facebook.com/SawahQigong

Sport Awards 2011 der Martial Arts Association

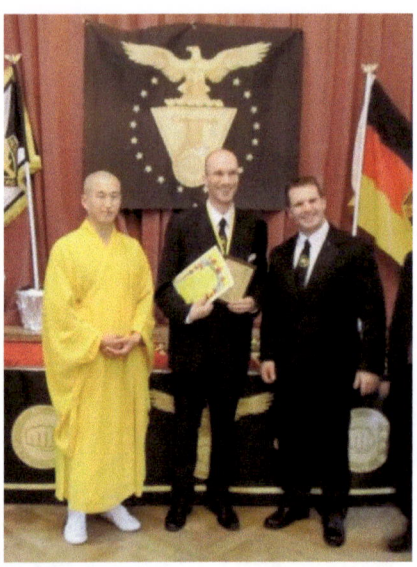

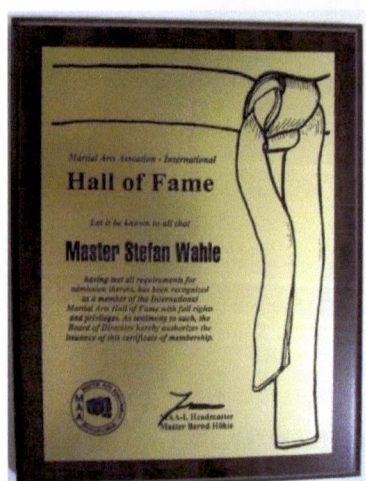
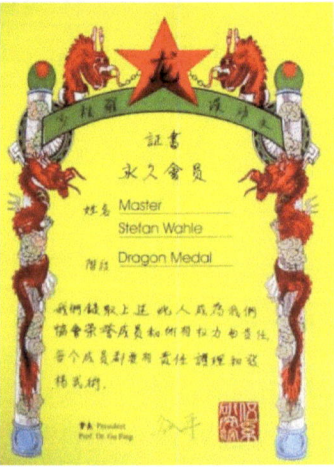

Aufnahme in die Hall of Fame und
Verleihung der Dragon Medal

Inhaltsverzeichnis

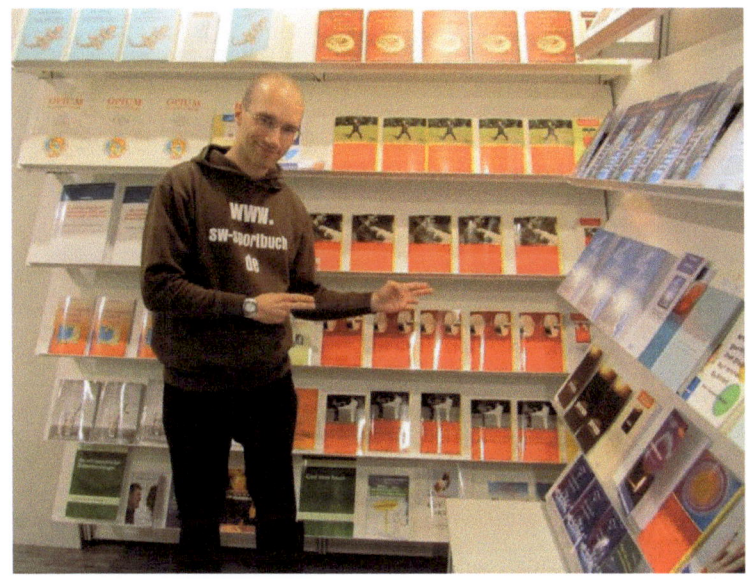

Der Buchautor Stefan Wahle bei der Präsentation seiner Publikationen auf der Frankfurter Buchmesse.

1. Einführung in Qigong

Qi Gong (ausgesprochen: Tschi Gung) beinhaltet Übungen, die den Energiefluss im Körper begünstigen und Blockaden lösen, um die Gesundheit zu erhalten, zu fördern oder wiederzuerlangen. Sie sind daher für kranke sowie für gesunde Menschen gleichermaßen geeignet und sinnvoll. Die positiven Wirkungen werden durch die Vereinigung von körperlicher und geistiger Bewegung zusammen mit Atemübungen erreicht. Das Ziel ist, dass der Trainierende mit sich in Zufriedenheit und Harmonie lebt. Dieser ausgewogene Zustand ist untrennbar mit der frei fließenden Energie, dem Qi, verbunden.

Qi bedeutet Lebensenergie, die ständig wieder aufgeladen werden muss.

Es gibt eine Vielzahl von Qigong-Übungen mit unterschiedlichen Ausprägungen. Dabei gibt es zwei Hauptkategorien. Auf der einen Seite die Übungen-in-Bewegung (Donggong) und auf der anderen Seite die Übungen-in-Ruhe (Jinggong).

Bewegtes Qigong ist für Anfänger leichter zu erlernen, da keine besondere Geisteskraft erforderlich ist. Es müssen lediglich eine Abfolge von gewissen Bewegungen zusammen mit der Atemtechnik erlernt werden. Jinggong, also Übungen in Ruhe, wird als schwerer erlernbar eingeschätzt, aber gleichfalls auch als höherwertiger angesehen. Das Qi wird direkt durch die Vorstellungskraft geleitet. Hierbei wird eine Energiedurchdringung des Körpers erreicht, zu der keine sportliche Übung fähig ist. Hier zeigt sich der wahre Meister.

Qigong ist bei weitem keine rein chinesische Erfindung, da bei dessen Entstehung auch äußere Einflüsse aus dem indischen Yoga und dem tibetischen Buddhismus eine Rolle spielten.

Sie werden in verschiedenen Büchern und bei verschiedenen Meistern und Lehrenden Abweichungen von der hier vorgestellten Form finden. Die Grundprinzipien und Wirkungsweisen sind zwar immer gleich, jedoch finden sich Abweichungen in der Reihenfolge der Übungen sowie in Ausführungsdetails bis hin zu unterschiedlichen Handhaltungen. Es gibt nicht die eine richtige Urform, die es schon immer gab oder geben wird. Vielmehr durchlaufen die Übungen einen ständigen Wandel im Laufe der Zeit. Jeder Praktizierende muss seinen eigenen Weg finden und gehen. Insbesondere sollte jeder auf seine persönlichen Eigenheiten und Gegebenheiten Rücksicht nehmen. Dies gilt insbesondere für Ältere, Kranke oder körperlich Behinderte. Standtiefe, Dehnung und Bewegungs-spannbreite (range of motion) sollten entsprechend ange-passt werden.

Die hier vorgestellte Variante der 5 Wandlungsphasen ist offiziell von der Sawah Qigong und Taijiquan Gesellschaft autorisiert und wird mit den sechs heilenden Lauten kombiniert.

Auch in anderen Qigong-Formen kommen „begleitende" Töne vor. So z.B. im Wu Qin Xi (Spiel der 5 Tiere) sowie im Yi Jin Jing (das muskel- und sehnenstärkende Qigong). Ich werde die Laute mit deutschen Wortbeispielen erklären. Es gibt Lehrer und Meinungen in der Literatur, die lediglich auf die Formung des Mundes ohne tatsächliche Bildung der Laute setzen. Dem schließe ich mich jedoch nicht an, da durch die tatsächliche Tonbildung Vibrationen im Körper entstehen, die spürbare Auswirkungen auf den Körper haben. Machen Sie den Selbstversuch und spüren Sie den Unterschied.

Die Bildung von Lauten zur Ableitung gestauter Energie im Körper kennen wir auch aus anderen Bereichen. Bei körperlichen Belastungen durch z.b. Sport, das Tragen schwerer Lasten oder durch Schmerzen erhalten wir durch begleitende Tonbildungen in Form von Stöhnen, Ächzen, Schreien oder dergleichen Erleichterung und Ausgleich. U.a. in der Kampfsportart Karate wird zur Bündelung der Energie bei Schlagtechniken (Atemi) der Schrei (Kiai) verwendet.

Die Handbewegungen der 5 Wandlungsphasen wurden in den 1950er Jahren von Herrn Qin Zhongsan vermittelt und von der Qigong Abteilung der chinesischen medizinischen Klinik in Peking klinisch angewandt. Der Arzt und emeritierter Professor der Universität für TCM in Peking Song Tianbin unterrichtet das Qigong der 5 Wandlungsphasen seit Jahren regelmäßig als Gastdozent an der Universität in Oldenburg. Von diesem wiederum habe ich diese Form erlernt.

Obwohl es sich bei den 5 Wandlungsphasen um lediglich 5 Übungen zuzüglich einer abschließenden Übung handelt, ist die Ausführung zu Anfang ungewohnt und der Fluss der Bewegungen ist nicht leicht zu erreichen. Nehmen Sie sich kleine Teilziele vor. Üben Sie jeden Tag eine der Übungen ein, mit der Sie sich dann ausführlich beschäftigen. Fangen Sie am ersten Tag mit Übung Nr. 1 an. Am zweiten Tag üben sie ausführlich Übung Nr. 2 und am Schluss wiederholen Sie Übung Nr. 1 und Nr. 2 hintereinander. Fahren Sie so lange damit fort, bis Sie alle Übungen kennengelernt haben. Dann sollten Sie die Form täglich mindestens einmal praktizieren, je nach persönlicher Präferenz morgens oder abends. Sie werden sehen, wie schnell sich positive Auswirkungen auf Ihre Gesundheit und Ihr Wohlbefinden einstellen werden. Sie sollten auf alle Fälle darauf achten, mindestens 2 Stunden vor den Übungen keine Nahrung mehr zu sich zu nehmen, da ein voller Bauch die Atmung und Bewegung behindert und das Qi keinen Platz in ihm hat. Außerdem verbraucht die Verdauung wichtiges Qi, so dass weniger für Qigong zur Verfügung steht. Nach den Übungen sollten Sie noch eine halbe Stunde verstreichen lassen, bis Sie wieder Nahrung zu sich nehmen, da die Übungen noch nachwirken.

Die Übungen haben positive Auswirkungen auf die Atmungsorgane und Gliedmaßen. Gelenke werden beweglicher, die Nerven gestärkt sowie das Gleichgewichtsempfinden verbessert. Das Immunsystem und das Herz-Kreislaufsystem werden ebenso positiv beeinflusst; die Energie und die Funktionen der inneren Organe werden ins Gleichgewicht gebracht.

Für die Übungen ist ein Körperpunkt sehr wichtig, auf den später noch Bezug genommen wird. Dabei handelt es sich um das untere Dantian (ausgesprochen: Dantien; das Elixierfeld des langen Lebens und der Weisheit). Es ist ein Energiezentrum, das etwa 5 cm unterhalb des Bauchnabels im Bauch liegt. Wenn Sie die Hände aufeinander mit den Oberkanten zwei Finger breit unterhalb des Bauchnabels platzieren, liegen die Hände genau darauf. Wenn allgemein vom Dantian gesprochen wird, ist meist das untere Dantian gemeint, obwohl es auch noch das obere und mittlere Dantian gibt, was hier der Vollständigkeit halber erwähnt werden soll. Dieses Energiereservoir speichert Qi und pumpt es durch den Körper.

Der Ablauf der Übung sollte **sehr langsam** aber fließend erfolgen. Auf den Ablauf der Atmung, insbesondere wann ein- und wann ausgeatmet werden soll, wird bei der Vorstellung der jeweiligen Einzelübung hingewiesen. Grundsätzlich praktizieren wir die sogenannte Bauchatmung, bei der durch die Nase tief in die Brust und dann in den Bauch eingeatmet wird. Der Bauch wölbt sich dabei wie eine Kugel nach außen. So nutzen wir das volle Lungenvolumen aus, belüften unsere Lunge optimal und führen unserem Körper den größtmöglichen Sauerstoff zu. Die Ausatmung erfolgt mit der jeweiligen Lautbildung unterstützt durch die Bewegung.

Ich habe diese Einführung so kurz wie möglich gehalten und verzichte mit Absicht auf endlose theoretische Ausführungen zum Qigong und der traditionellen chinesischen Medizin. Das haben viele andere Bücher in ganzer Bandbreite schon getan und ich wollte nicht noch ein Buch veröffentlichen, das die ersten 150 Seiten das gleiche Thema zum x-ten Male auswalzt. Hier geht es in erster Linie um die Vorstellung und das Erlernen der Form.

Ich habe versucht, möglichst jeden kleinen Zwischenschritt im Bild festzuhalten und zu beschreiben, so dass allein mit diesem Buch ein Kennenlernen und eine Rohpraktizierung der Form möglich sein sollten. Der letzte Feinschliff kann dann durch die Unterrichtung eines erfahrenen Meisters eines anerkannten Verbandes erfolgen. Dieses Buch sollte also als Vorbereitung oder Begleiter zu einem Kurs gesehen werden, was ja letztendlich für jedes Lehrbuch gilt.

Ich wünsche viel Spaß und Erfolg beim Üben!

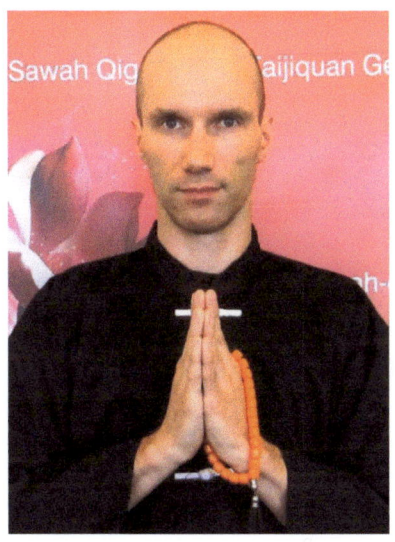

2. Grundhaltungen

2.1. Handhaltungen

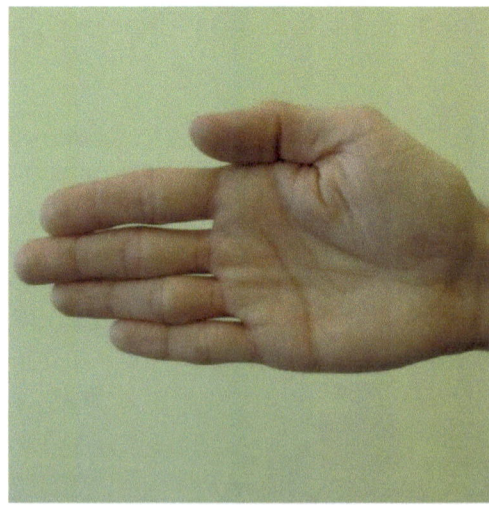

1

Das Weidenblatt

Bei der Handhaltung „Weidenblatt" sind die vier Finger gestreckt und liegen eng zusammen. Der Daumen ist angelegt.

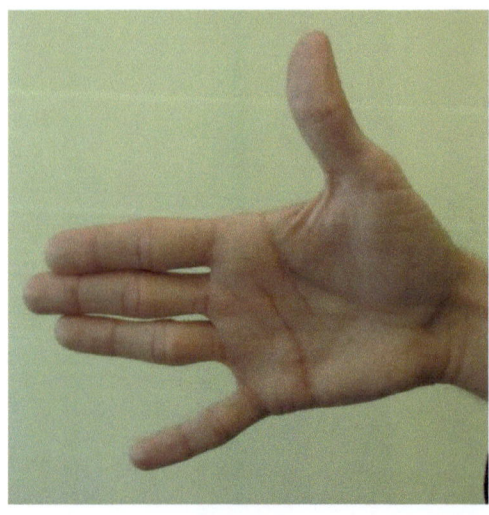

2

Die Spreizhand

Bei der Handhaltung für die Übung Nr. 2 "Glattstreichen" werden der kleine Finger und der Daumen abgespreizt. Die anderen Finger liegen zusammen.

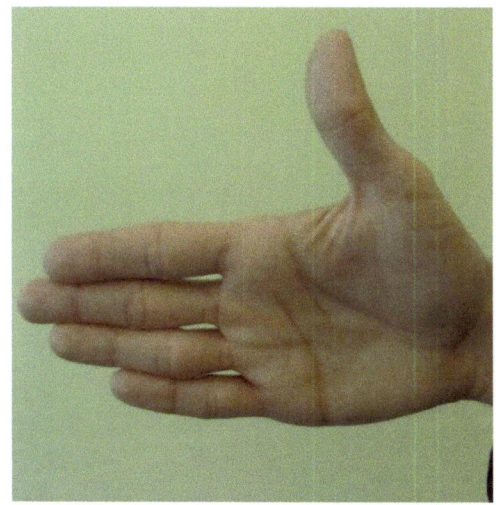

3

Das Tigermaul

Beim Tigermaul sind die vier Finger gestreckt und liegen eng zusammen. Der Daumen ist im 90°-Winkel von der Hand abgespreizt. Durch diese Abspreizung wird der Name „Tigermaul" begründet.

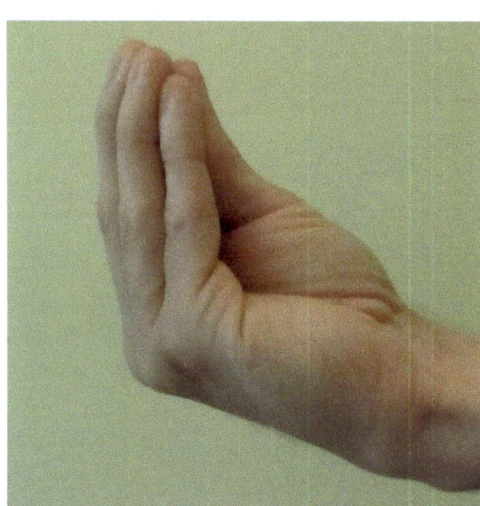

4

Die Hakenhand des Affen

Das Handgelenk ist leicht gebeugt. Die Fingerspitzen berühren sich. Diese Handhaltung ist auch unter dem Namen "Pflaumenblüte" bekannt.

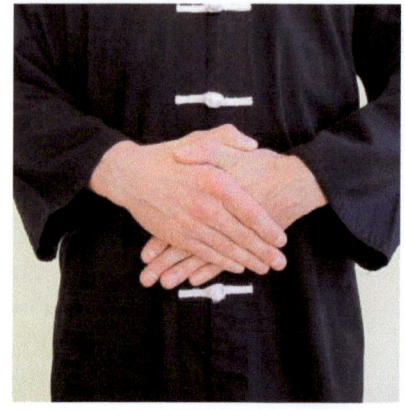

5

Die gekreuzten Hände

Die beiden „Tigermäuler"
werden zusammengeführt,
die Daumen ineinander
verschränkt und die
Hände, linke unten und
rechte oben, zusammen
auf den Bauchnabel
gelegt.

2.2. <u>**Beinstellungen**</u>

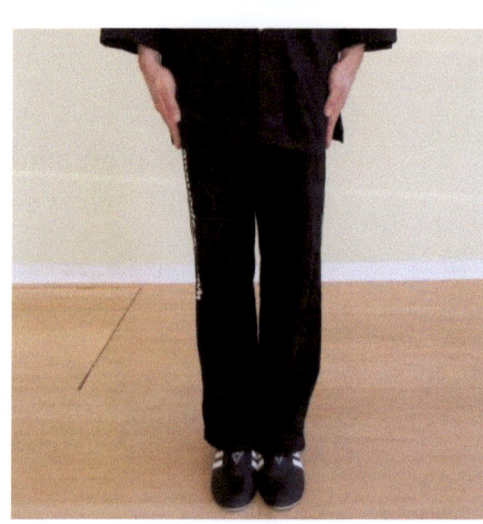

6

Ausgangsstellung

Bei dieser Stellung
stehen beide Füße
zusammen und
zeigen nach vorne.
Die Arme hängen
rechts und links am
Körper anliegend
herab. Das Körper-
gewicht ist gleich-
mäßig auf beide
Beine verteilt. Der Blick ist nach vorne gerichtet.

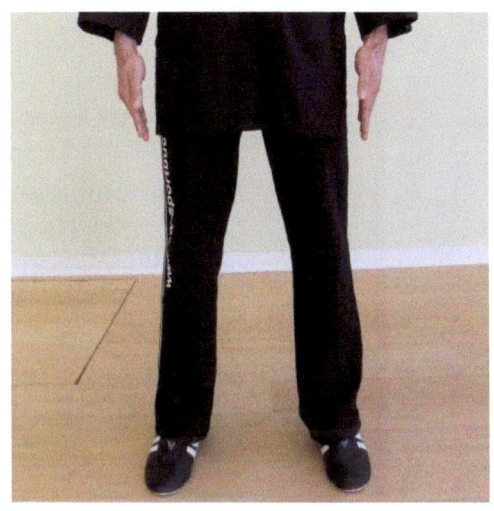

7

Neutralstellung

In dieser Stellung stehen die Füße etwa schulterbreit auseinander und zeigen nach vorne. Das Körpergewicht ist gleichmäßig auf beide Beine verteilt. Die Knie sind locker und nur minimal gebeugt.

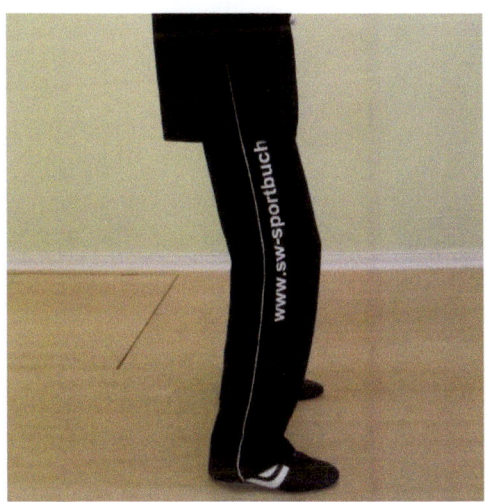

8 a.A. von Bild 7

Hier sehen wir die seitliche Ansicht der Neutralstellung mit minimal gebeugten Kniegelenken.

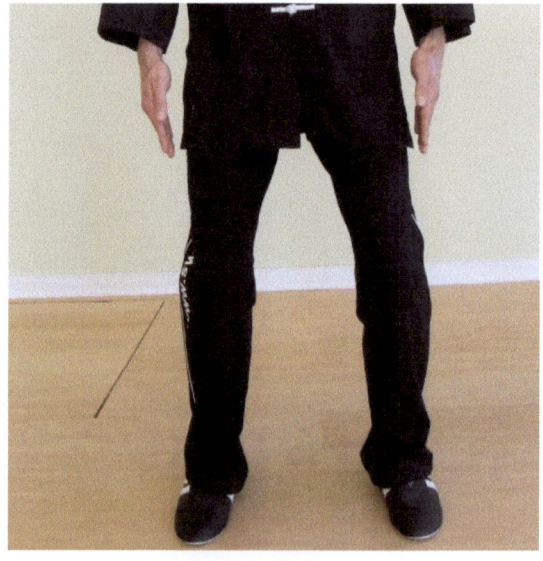

9

Abgesenkte Neutralstellung

Wir befinden uns in der Neutralstellung, beugen die Knie und senken dabei das Gesäß, als wenn wir uns hinsetzen wollten.

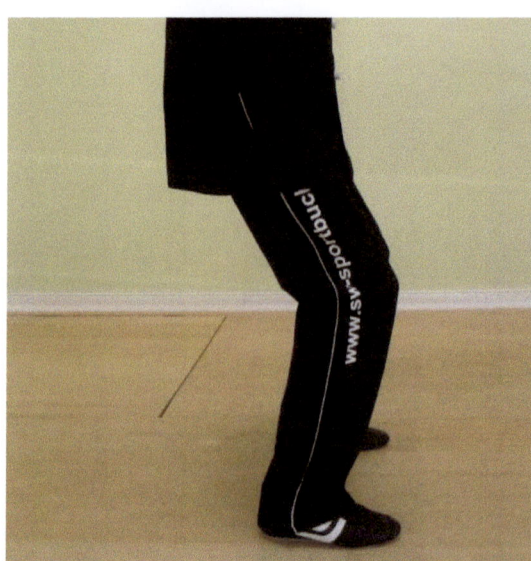

10
seitliche Ansicht von Bild 9

Die Kniegelenke sind deutlich stärker gebeugt als auf Bild 8.

Der Oberkörper bleibt dabei gerade und senkrecht.

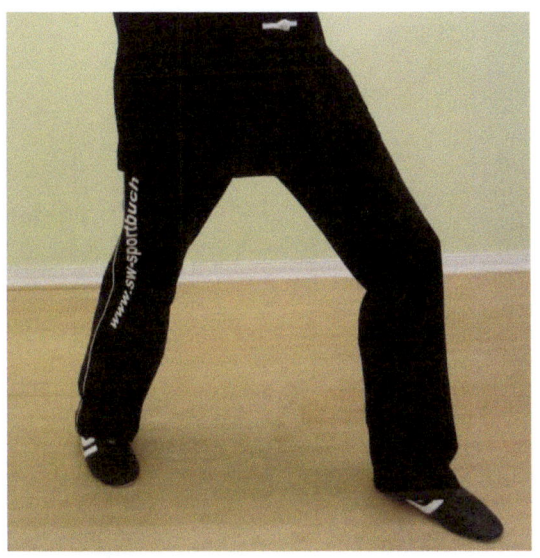

11
Bogenstellung
Beide Füße stehen einen großen Schritt diagonal auseinander, wobei die Zehen nach vorne gerichtet sind. Das vordere Bein ist im Knie ca. 135° angewinkelt und trägt 60% des Körpergewichtes. Das hintere Bein ist locker gestreckt und trägt 40% des Gewichtes.

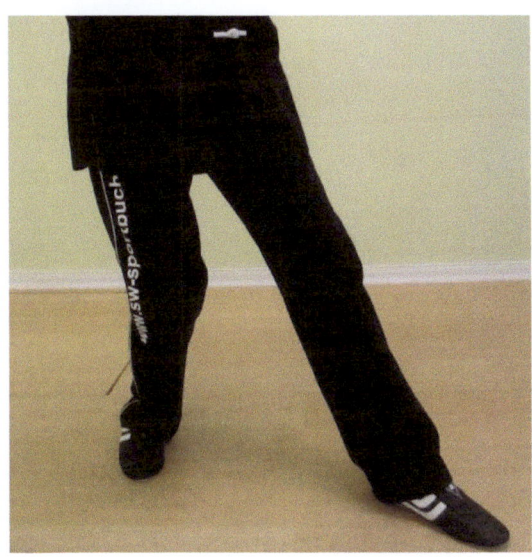

12
Leere-Schritt-Stellung
Das hintere Bein trägt mit gebeugtem Knie ca. 90% des Körpergewichtes. Der vordere Fuß berührt mit der gesamten Sohle nur leicht den Boden und bei der 1. Übung "Xu" heben wir dessen großen Zeh an.

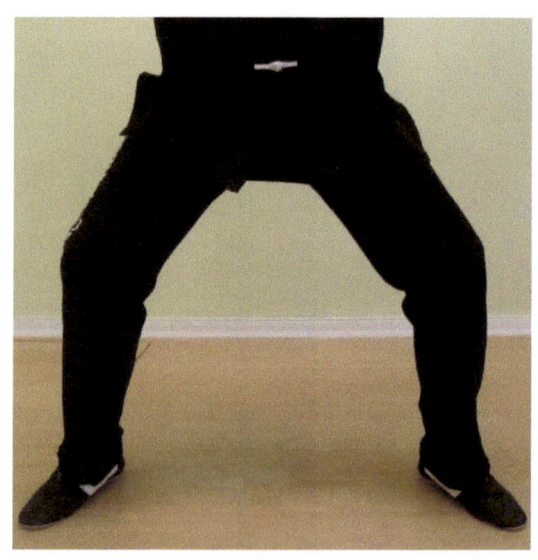

13
Reiterstellung
Bei der Reiterstellung stehen die Füße nahezu mit doppelter Schulterbreite auseinander und die Zehen zeigen jeweils leicht nach außen. Die Knie sind stark gebeugt. Das Körpergewicht ist gleichmäßig auf beide Beine verteilt. Der Körperschwerpunkt wird tief abgesenkt. Der Rücken ist gerade, der Hals gestreckt.

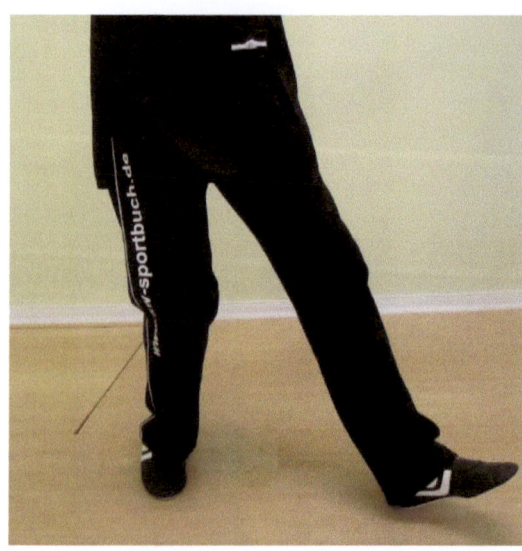

14
Sieben-Sterne-Stellung
Der eine Fuß steht auf der Ferse einen Schritt mit mimimal gebeugtem Knie vor. Das hintere Bein trägt mit gebeugtem Knie ca. 90% des Körpergewichtes in einer leicht hockenden Position.

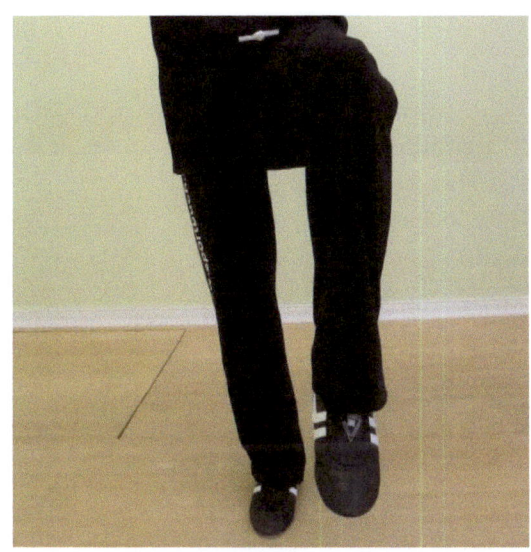

15
**Stehender
Kranich**
Das Standbein ist durchgestreckt und trägt das gesamte Körpergewicht. Das andere Bein ist nach vorne angehoben. Der Oberschenkel befindet sich in einer horizontalen Position und der Unterschenkel hängt senkrecht nach unten.

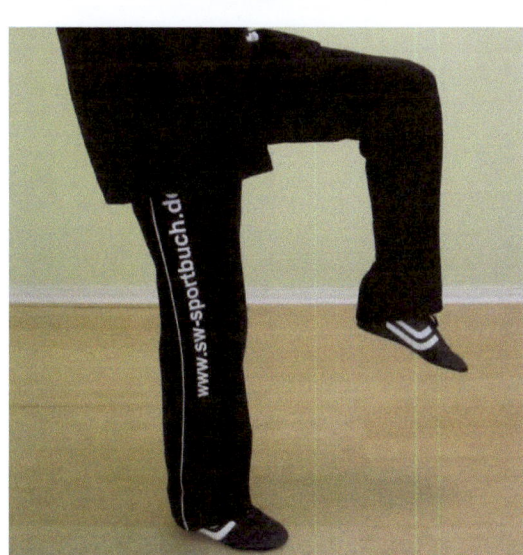

16 a.A. von Bild 15

Dies ist die seitliche Ansicht des stehenden Kranichs.

Die Fußspitze zeigt nach schräg-vorne-unten.

3. Die Übungen der 5 Wandlungsphasen

Man kann die Übungen mit wenig Platzaufwand ohne Richtungswechsel und ohne erweiterte Schrittbewegungen durchführen. Dies werde ich zunächst und ausführlich unter Gliederungspunkt 3.1. darstellen. Unter Gliederungspunkt 3.2. konzentrieren wir uns dann schwerpunktmäßig auf die Richtungswechsel und die erweiterten Schrittbewegungen. Die dazwischen liegenden Übungen der 5 Wandlungsphasen bleiben jedoch gleich und werden daher nicht mehr ausführlich behandelt.

3.1. Ohne Richtungswechsel
3.1.1. Bewegung: Schieben, Element: Holz, Laut: Xu

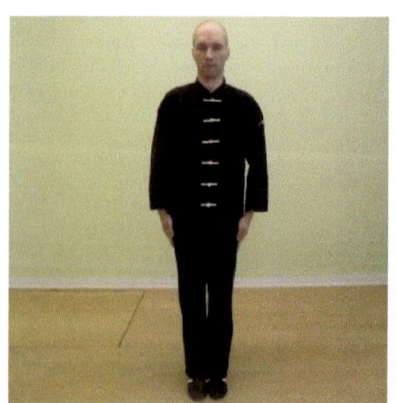 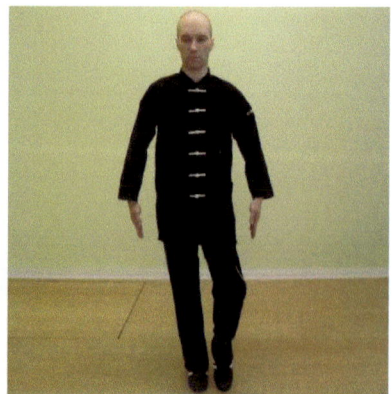

17   18

Wir starten in der Ausgangsstellung, verlagern das Gewicht auf das rechte Bein und rollen den linken Fuß beginnend mit der Ferse auf den Ballen hoch.

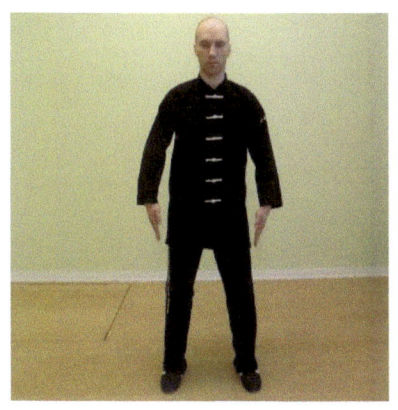

19

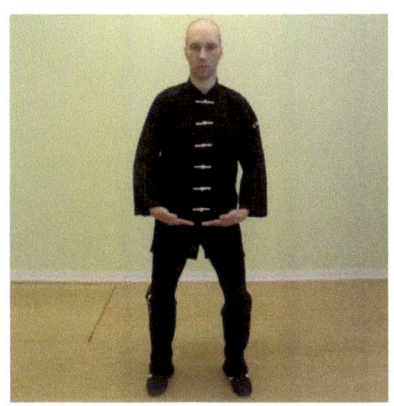

20

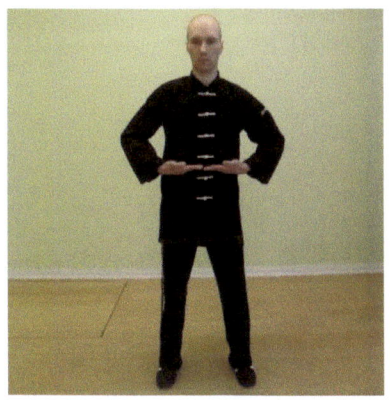

21

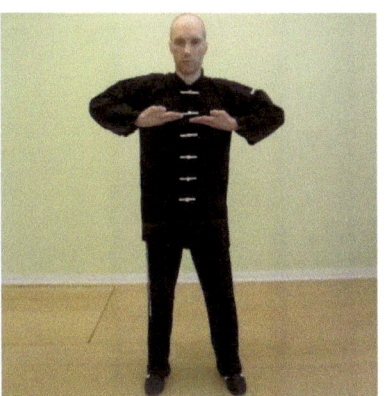

22

Wir setzen den linken Fuß schulterbreit in die Neutralstellung ab. Dann begeben wir uns in die abgesenkte Neutralstellung und bewegen gleichzeitig unsere zu "Weidenblättern" geformten Hände vor das untere Dantian mit aufeinander zeigenden Fingern und nach oben gerichteten Innenflächen. (Bilder 19 – 20)

Wir heben die Hände dicht vor unserem Körper bis auf Brusthöhe an, strecken die Knie und **atmen** dabei **ein**.

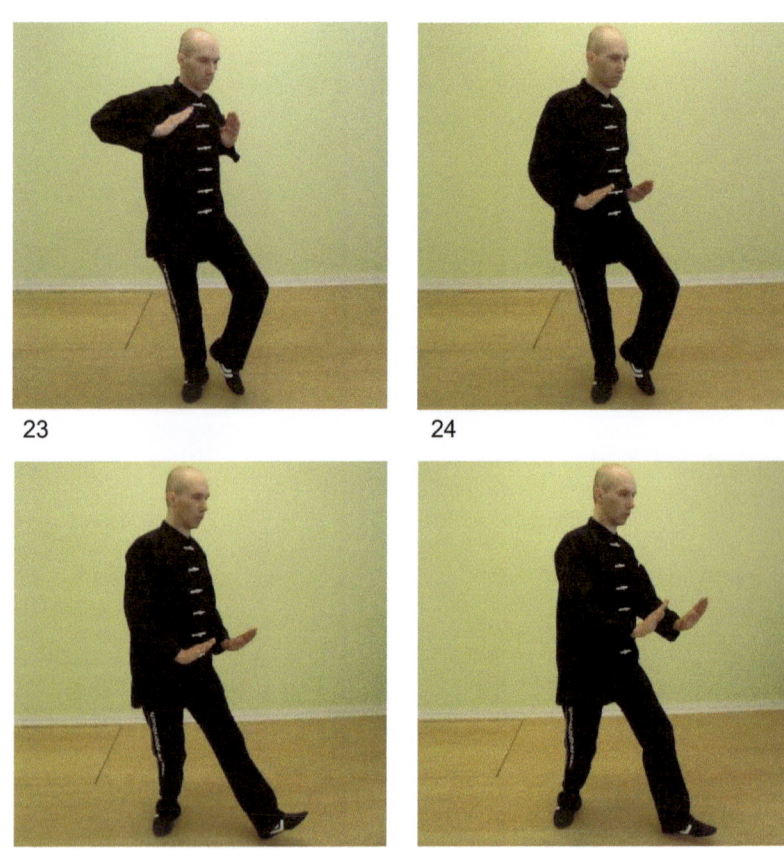

23   24

25   26

Wir verlagern das Gewicht auf das rechte Bein, ziehen den linken Fuß an das Standbein heran, drehen die Hände dicht am Körper mit den Innenflächen nun nach vorne-unten und schieben die Hände mit einer bogenförmigen Bewegung erst nach unten und dann nach vorne-oben bis auf Schulterhöhe, während wir gleichzeitig uns mit einem Schritt nach diagonal-links-vorne in die linke Bogenstellung begeben.

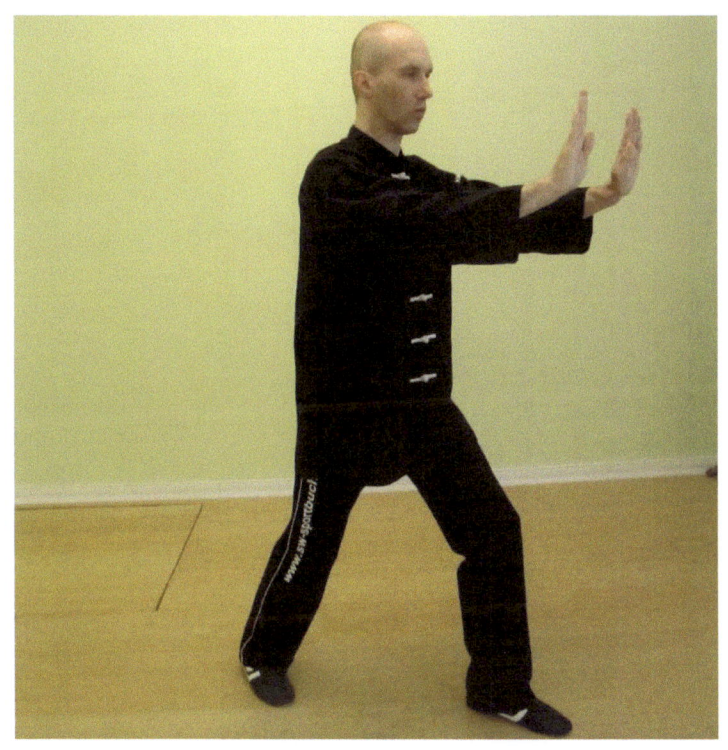

27

Etwa ab Bild 25, wenn wir den Schritt nach schräg-vorne-links machen und die Hände vorschieben, **atmen** wir unter Bildung des Lautes "Xu" **aus**.
Beim Laut "Xu" wird das "X" wie das "ch" aus dem Wort "manchmal" und das "u" wird wie ein "ü" ausgesprochen.
Die Lautbildung erfolgt während der gesamten, langsamen Vorwärts-Bewegung der Bilder 25 bis 27.

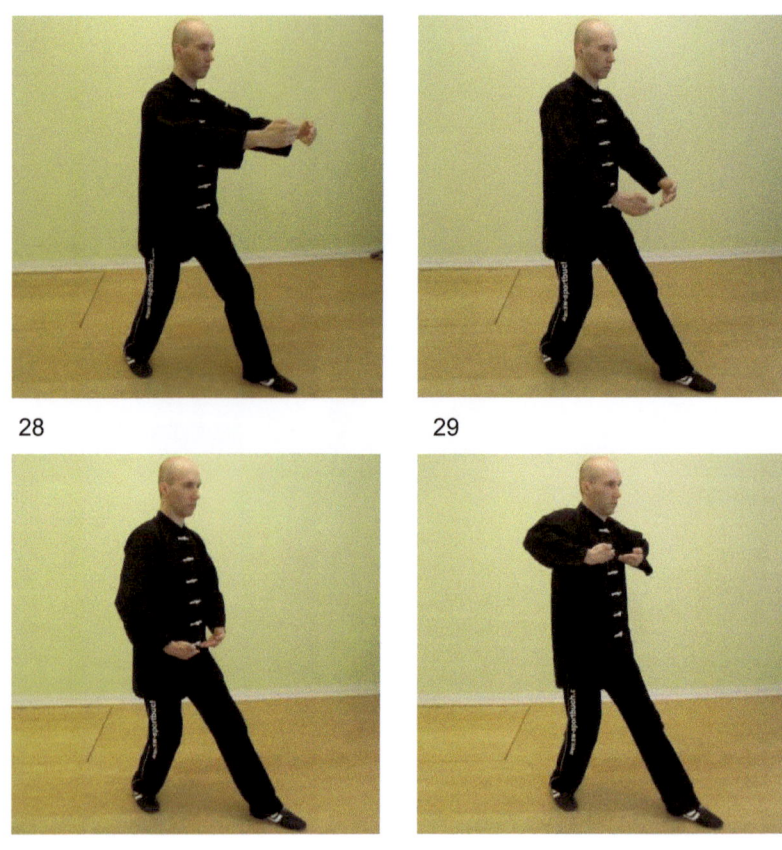

28   29

30   31

Wir wenden die Hände in einer jeweils nach außen gerichteten Drehbewegung, bis die Innenflächen auf uns und die Finger aufeinander gerichtet sind. Dann lassen wir die Hände bis vor das untere Dantian sinken und begeben uns gleichzeitig in die Leere-Schritt-Stellung mit Gewichtsbelastung auf dem hinteren Bein. Wir heben die Hände mit den Innenflächen nach oben dicht vor unserem Körper bis auf Brusthöhe an und **atmen ein**.

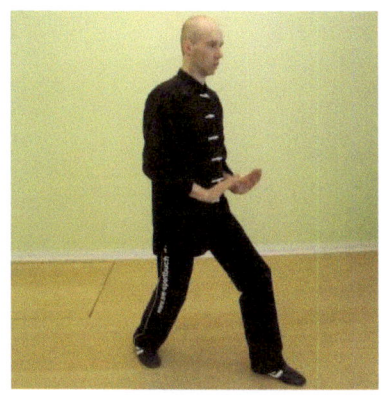

32

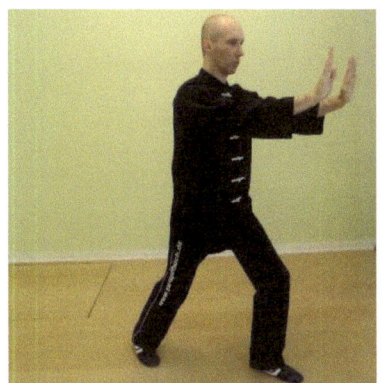

33

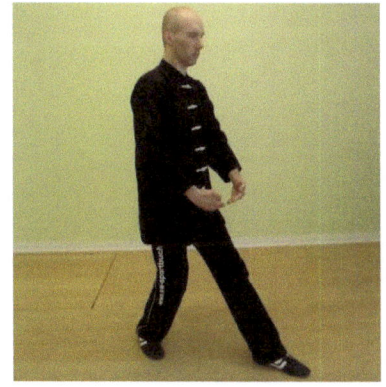

34

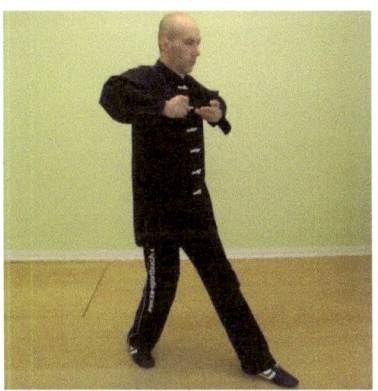

35

Zum zweiten Mal stoßen wir die Handflächen in einer bogenförmigen Bewegung nach vorne-oben bis auf Schulterhöhe, begeben uns in die Bogenstellung und **atmen** dabei mit der bekannten Lautbildung "Xu" **aus** (Bilder 32 – 33). Dann geht es wieder zurück in die Leere-Schritt-Stellung, wobei wir die gewendeten Hände vor das untere Dantian bringen (Bild 34). Die Hände werden vor dem Körper angehoben und wir **atmen ein.**

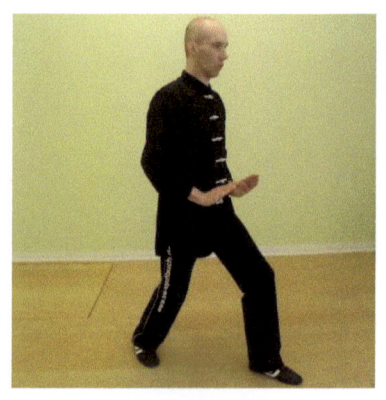

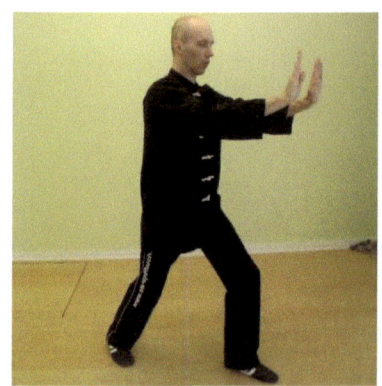

36   37

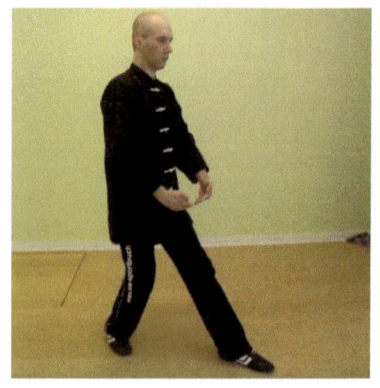

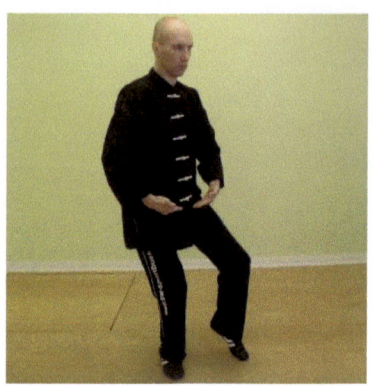

38   39

Zum <u>dritten</u> und letzten Mal vollführen wir die Übung
"Schieben" zur linken Seite unter der Lautbildung "Xu"
(Bilder 36 – 37). Wir begeben uns in die Leere-Schritt-
Stellung und lassen die gewendeten Hände vor das
untere Dantian sinken (Bild 38). Wir verlagern weiter das
Gewicht auf das hintere, rechte Bein, bis wir den linken
Fuß anheben und zurück in den Parallelstand ziehen
können (Bild 39). Wir atmen im natürlichen Rhythmus.

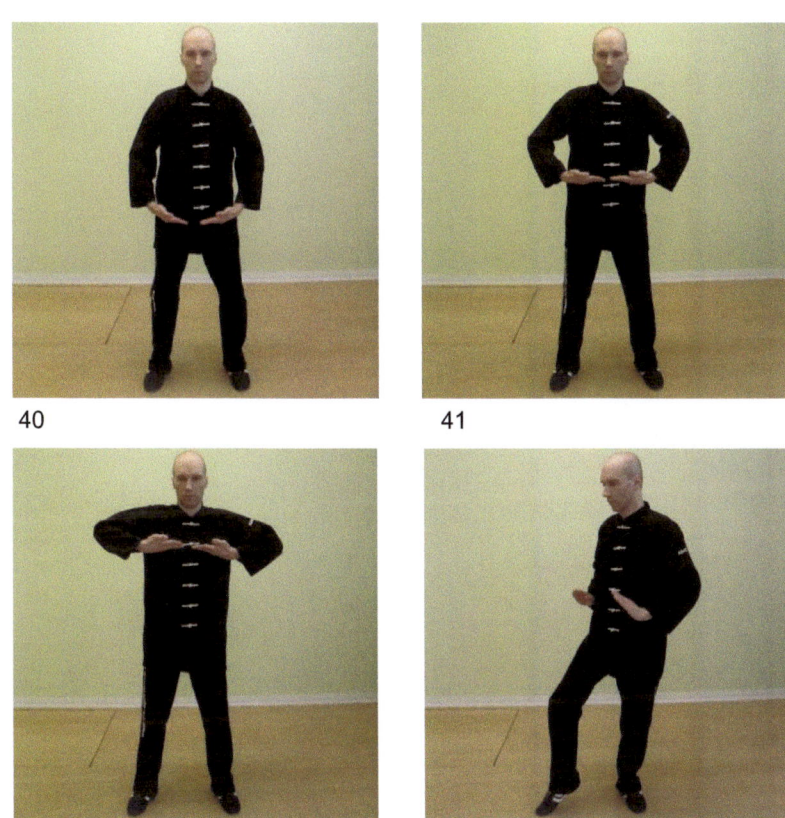

40

41

42

43

Wir starten aus der abgesenkten Neutralstellung (Bild 40), strecken die Knie, heben die Hände dicht am Körper bis auf Brusthöhe an und **atmen** dabei **ein** (Bilder 41 – 42). Wir verlagern das Gewicht auf das linke Bein, ziehen den rechten Fuß an das Standbein heran, drehen unseren Oberkörper schräg nach rechts und lassen die Hände dicht am Körper mit den Innenflächen nun nach vorne-unten zeigend sinken (Bild 43).

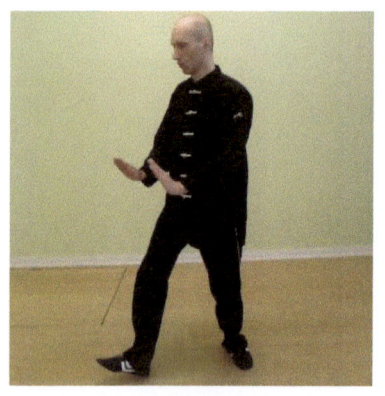
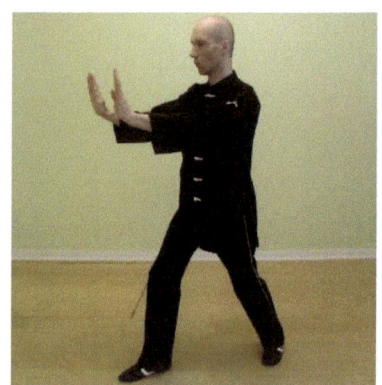

44   45

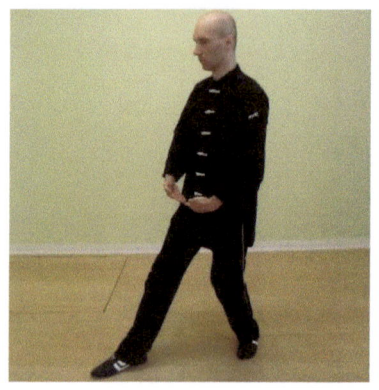
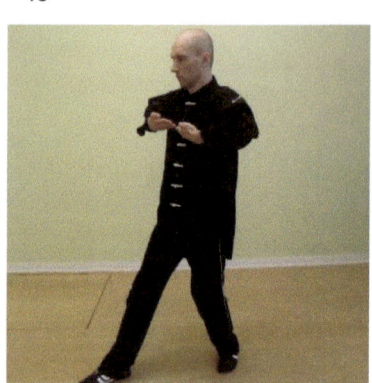

46   47

Wir schieben die Hände mit einer bogenförmigen
Bewegung nach vorne-oben bis auf Schulterhöhe,
während wir gleichzeitig uns mit einem Schritt nach
diagonal-rechts-vorne in die rechte Bogenstellung
begeben und dabei mit der **Ausatmung** den Laut "Xu"
bilden (Bilder 44 – 45). Dann geht es zurück in die Leere-
Schritt-Stellung, wobei wir die gewendeten Hände vor
das untere Dantian bringen (Bild 46). Die Hände werden
vor dem Körper angehoben und wir **atmen ein** (Bild 47).

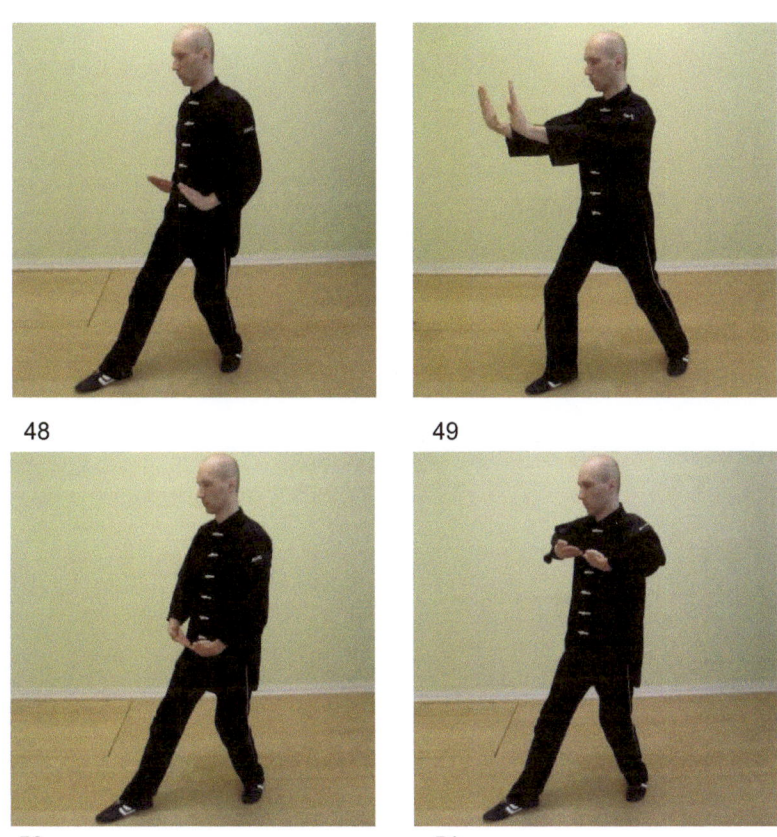

48   49

50   51

Zum <u>zweiten</u> Mal stoßen wir die Handflächen in einer bogenförmigen Bewegung nach vorne-oben bis auf Schulterhöhe, begeben uns in die Bogenstellung und **atmen** dabei mit der bekannten Lautbildung "Xu" **aus** (Bilder 48 – 49). Dann geht es wieder zurück in die Leere-Schritt-Stellung, wobei wir die gewendeten Hände mit den Innenflächen nach oben vor das untere Dantian bringen (Bild 50). Die Hände werden vor dem Körper angehoben und wir **atmen ein** (Bild 51).

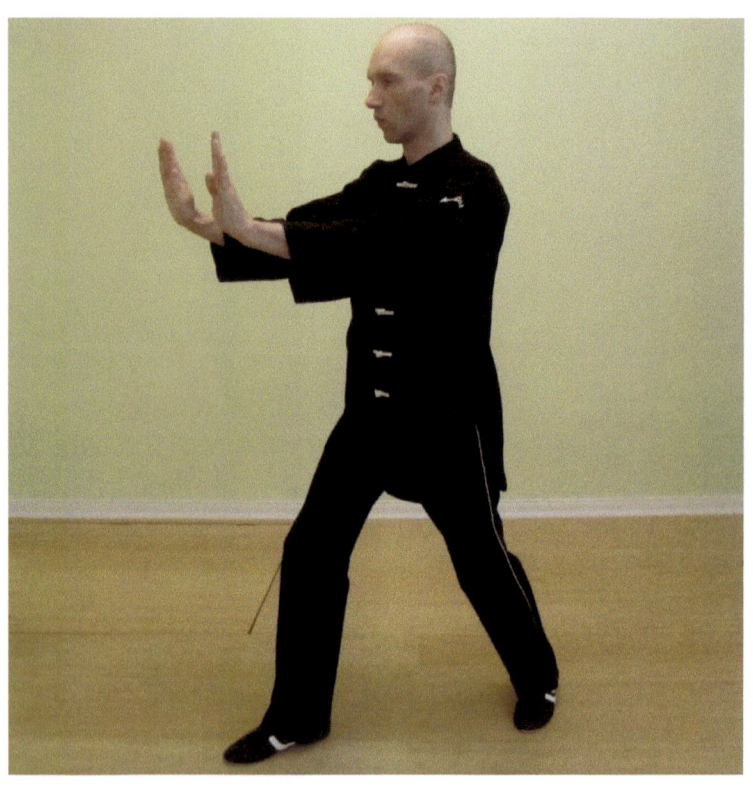

52

Anschließend an Bild 51 wenden wir die Hände mit den Innenflächen nach vorne-unten zeigend, lassen sie an unserem Körper nach unten gleiten und stoßen dann nach vorne-oben in einer bogenförmigen Bewegung bis auf Schulterhöhe vor. Dabei begeben wir uns in die Bogenstellung und vollführen damit zum <u>dritten</u> und letzten Mal die Übung "Schieben" zur rechten Seite unter **Ausatmung** mit der Lautbildung "Xu".

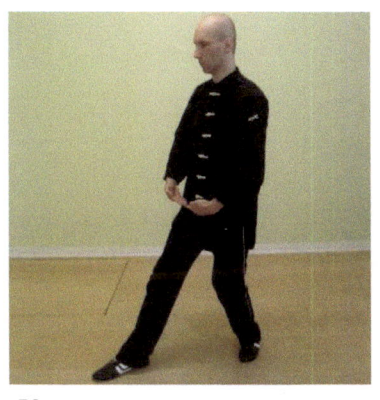 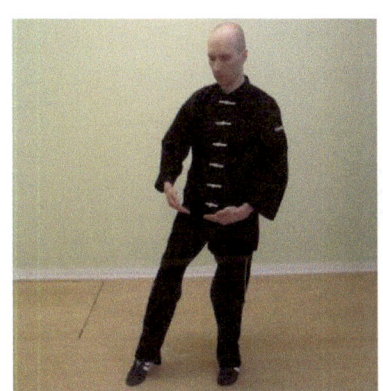

53   54

Wir begeben uns in die Leere-Schritt-Stellung und lassen die gewendeten Hände mit den Innenflächen nach oben und den Fingern aufeinander zeigend vor das untere Dantian sinken (Bild 53). Wir verlagern weiter das Gewicht auf das hintere, linke Bein, bis wir den rechten Fuß anheben und zurück in den Parallelstand ziehen können (Bild 54). Wir atmen im natürlichen Rhythmus.

Immer wenn wir uns bei der 1. Übung in die Leere-Schritt-Stellung begeben, wird der große Zeh des vorderen, "leeren" Fußes angehoben.

Wirkungsweisen

Die Bewegung "Schieben" (Tui) verbunden mit der Lautbildung "Xu" symbolisiert das Element Holz und wirkt auf das Organ Leber sowie die Leber-Leitbahn. Jahreszeitlich wird die Übung dem Frühling zugeordnet.

Weitere Wirkungsweisen im Kurzüberblick:
- Regulierung und Beruhigung der Leber
- Senkung des Yang-Qi
- Behandlung von: Kopfschmerzen, Schwindel, Augenerkrankungen, Bluthochdruck, Magen-Darm-Erkrankungen, Nervenschwäche, Tinnitus, unregelmäßiger Regelblutung

Mit der Vorstellung nehmen wir beim Einatmen frisches Qi durch die großen Zehen auf und leiten es entlang der Leber-Leitbahnen auf den Innenseiten der Oberschenkel bis zu den Rippen nach oben. Beim Ausatmen wird unser trübes Qi von den Rippen entlang der Leber-Leitbahnen an den Innenseiten der Oberschenkel in die großen Zehen abgesenkt und abgeleitet.

3.1.2. Bewegung: Glattstreichen, Element: Feuer, Laut: He

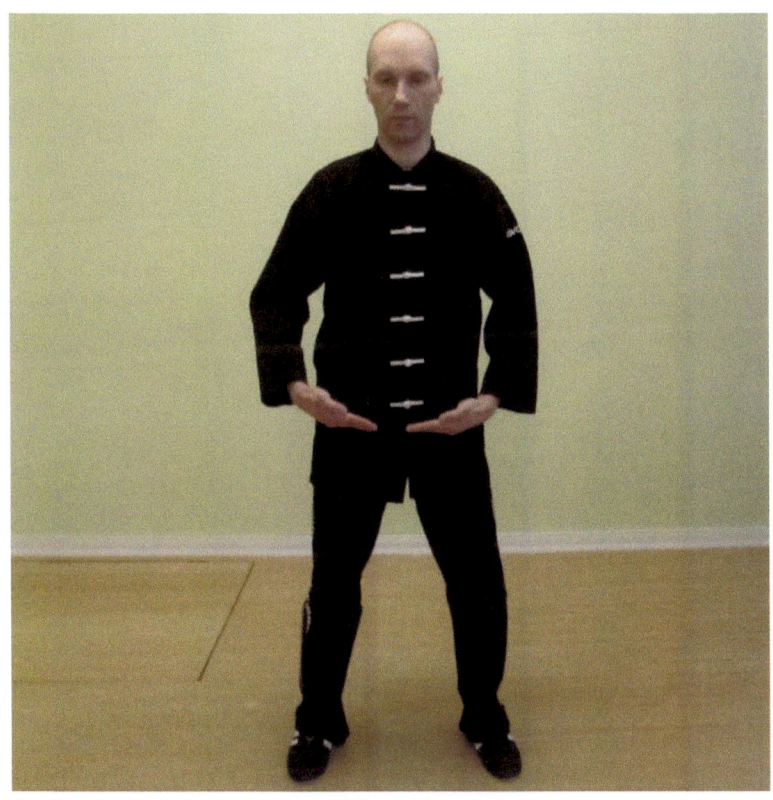

55

Wir beginnen die zweite Übung "Glattstreichen" aus der abgesenkten Neutralstellung. Unsere zu "Weidenblättern" geformten Hände befinden sich mit nach oben zeigenden Innenflächen und aufeinander gerichteten Fingern vor unserem unteren Dantian.

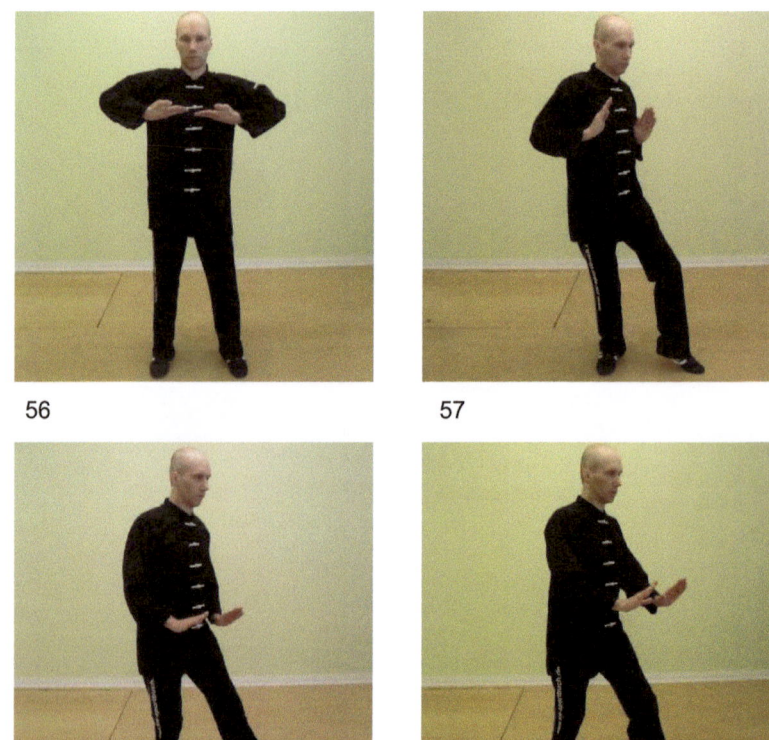

56   57

58   59

Wir heben die Hände dicht vor unserem Körper bis auf Brusthöhe an, strecken die Knie und **atmen** dabei **ein** (Bild 56). Wir verlagern das Gewicht auf das rechte Bein, wenden unseren Oberkörper schräg nach links, ziehen den linken Fuß an das Standbein heran, drehen die Hände dicht am Körper mit den Innenflächen nun nach vorne-unten und schieben sie in schulterbreitem Abstand mit einer bogenförmigen Bewegung erst nach unten und dann als "Spreizhände" (gem. Bild 2 auf S. 14) nach vorne-oben bis auf Schulterhöhe, während wir gleichzeitig uns mit einem Schritt nach diagonal-links-vorne in die linke Bogenstellung begeben.

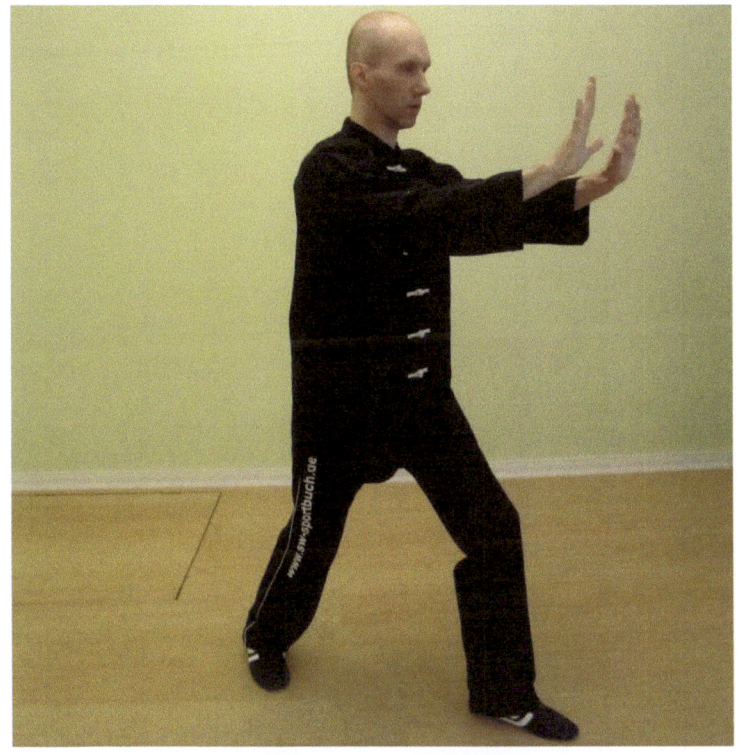

60 Abstand der Arme zueinander: schulterbreit

Etwa ab Bild 59, wenn wir den Schritt nach vorne-links machen und die Hände vorschieben, **atmen** wir unter Bildung des Lautes "He" **aus**.

Der Laut "He" wird wie die Silbe "che" des Wortes "Lache" ausgesprochen. Die Lautbildung erfolgt während der gesamten, langsamen Bewegung der Bilder 59 bis 63.

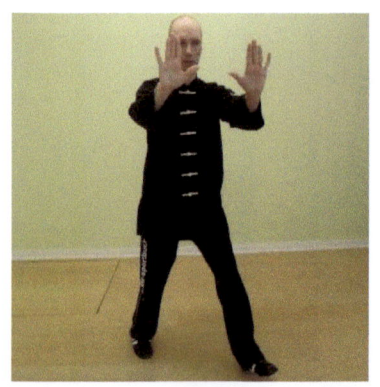

61

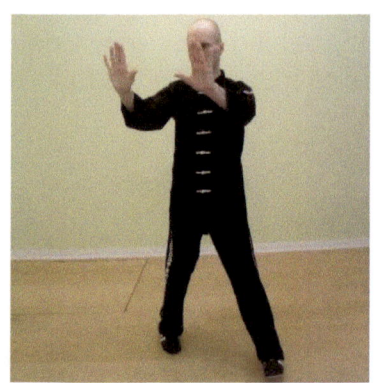

62

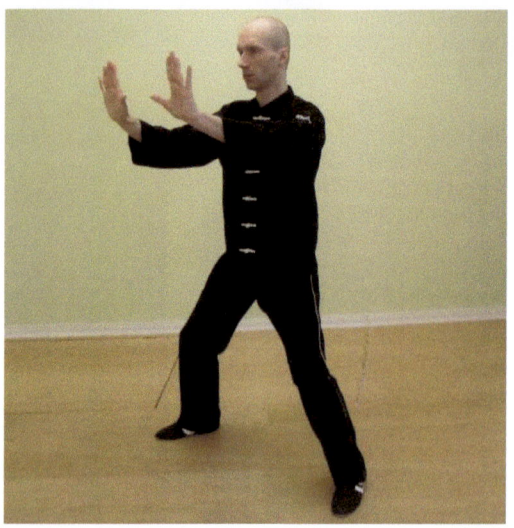

63

Aus der linken Bogenstellung ziehen wir die nach vorne gestreckten "Spreizhände" unter Fortsetzung der **Ausatmung** mit Lautbildung horizontal weiter nach rechts und drehen dabei die Füße auf den Fersen mit, bis wir uns in der Reiterstellung mit Blick nach schräg-rechts-vorne befinden (Bilder 60 bis 63).

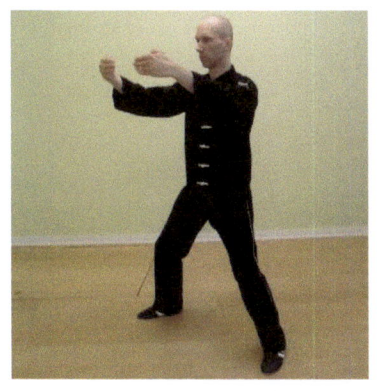

64

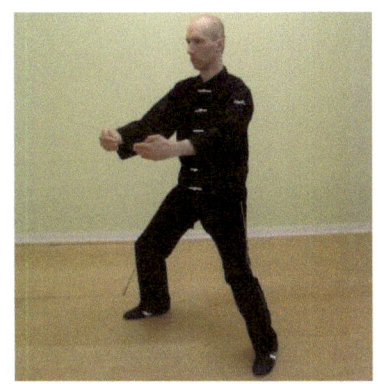

65

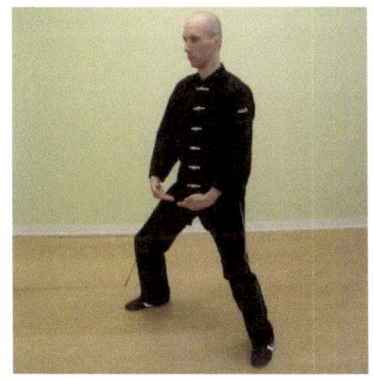

66

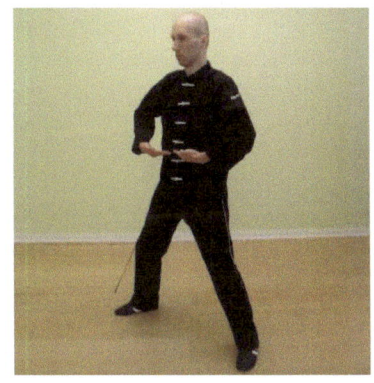

67

Wir wenden die Hände in einer jeweils nach außen gerichteten Drehbewegung, bis die Innenflächen auf uns und die Finger aufeinander gerichtet sind. Dann lassen wir die nun wieder zu "Weidenblättern" geformten Hände bis vor das untere Dantian sinken und senken gleichzeitig den Körperschwerpunkt ab. Wir heben die Hände mit den Innenflächen nach oben dicht vor unserem Körper bis auf Brusthöhe an und **atmen ein**.

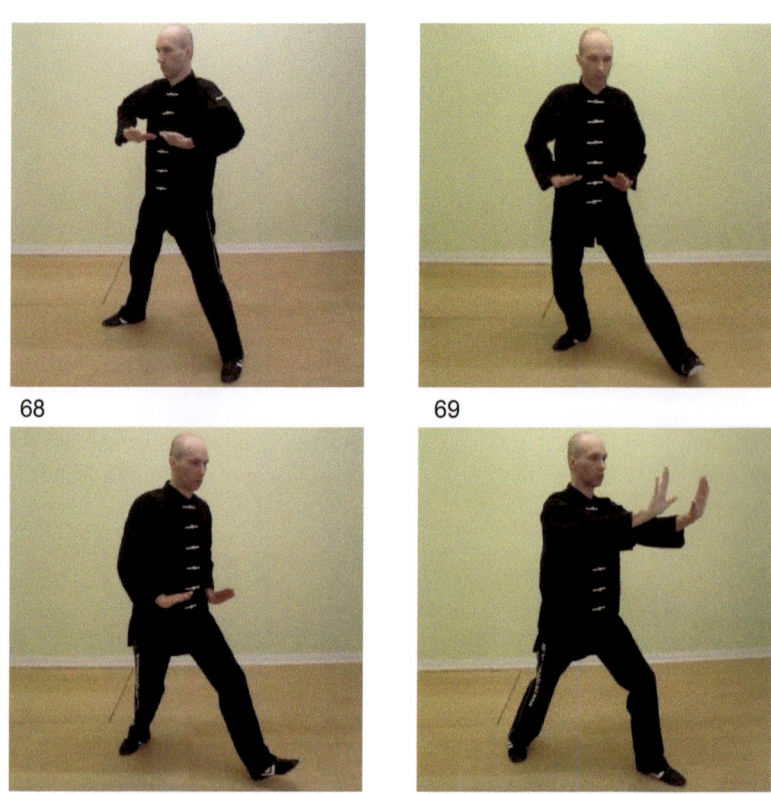

68   69

70   71

Während wir die Hände anheben, strecken wir die Knie (Bild 68). Wir verlagern das Gewicht auf das rechte Bein, wenden unseren Oberkörper schräg nach links, drehen die Hände dicht am Körper mit den Innenflächen nun nach vorne-unten und schieben die Hände mit einer bogenförmigen Bewegung erst nach unten und dann zum <u>zweiten</u> Mal als "Spreizhände" (gem. Bild 2 auf S. 14) nach vorne-oben bis auf Schulterhöhe, während wir uns gleichzeitig nach diagonal-links-vorne in die linke Bogenstellung unter der Lautbildung "He" begeben.

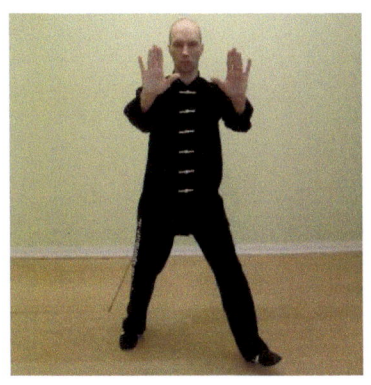
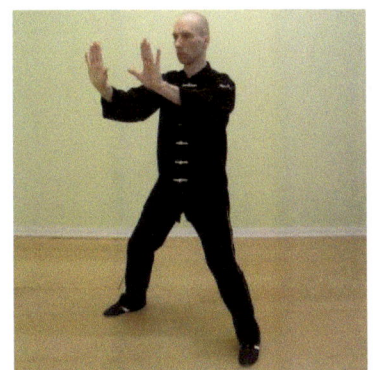

72   73

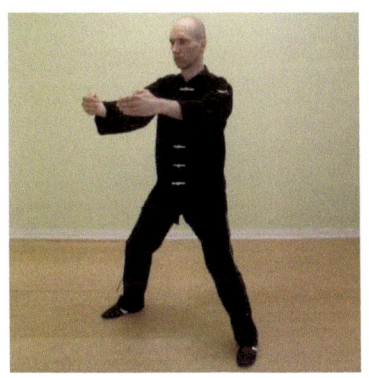
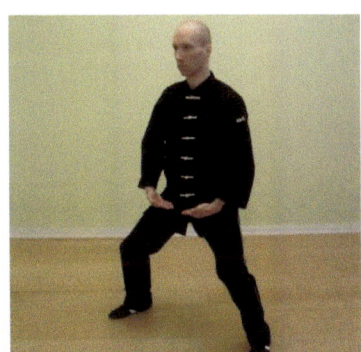

74   75

Wir ziehen die nach vorne gestreckten Hände unter Fortsetzung der **Ausatmung** horizontal weiter nach rechts und drehen dabei die Füße auf den Fersen mit, bis wir uns in der Reiterstellung mit Blick nach schräg-rechts-vorne befinden. Wir wenden die Hände in einer jeweils nach außen gerichteten Drehbewegung, bis die Innenflächen auf uns und die Finger aufeinander gerichtet sind. Dann lassen wir die zu "Weidenblättern" geformten Hände bis vor das untere Dantian sinken und senken gleichzeitig den Körperschwerpunkt ab.

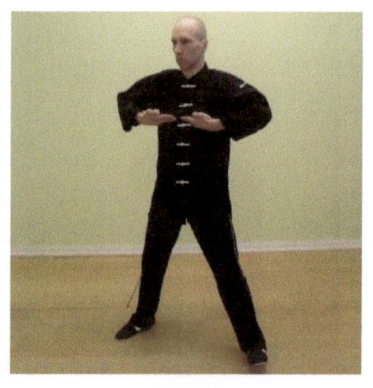

76

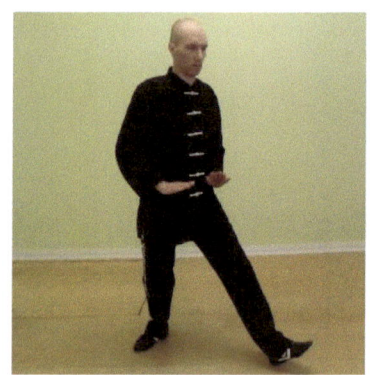

77

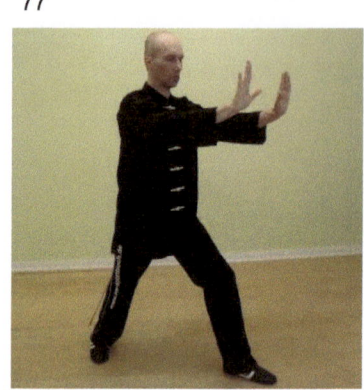

78   79

Während wir die Hände anheben, strecken wir die Knie (Bild 76). Wir verlagern das Gewicht auf das rechte Bein, wenden unseren Oberkörper schräg nach links, drehen die Hände dicht am Körper mit den Innenflächen nun nach vorne-unten und schieben die Hände mit einer bogenförmigen Bewegung erst nach unten und dann zum <u>dritten</u> Mal als "Spreizhände" (gem. Bild 2 auf S. 14) nach vorne-oben bis auf Schulterhöhe, während wir uns gleichzeitig nach diagonal-links-vorne in die linke Bogenstellung unter der Lautbildung "He" begeben.

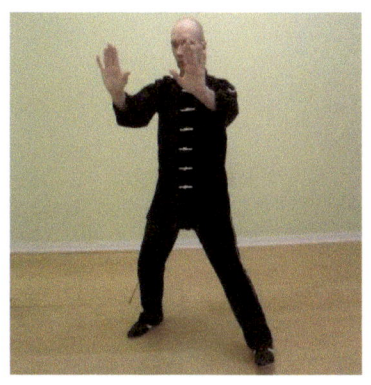
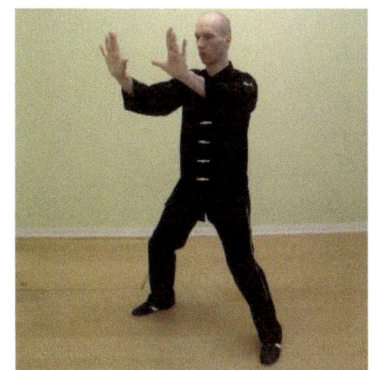

80   81

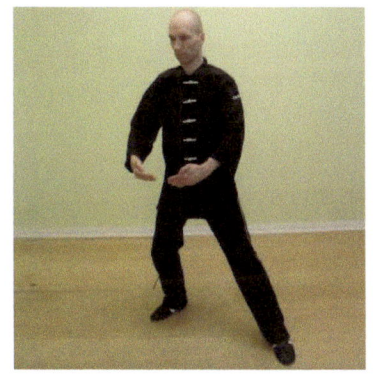
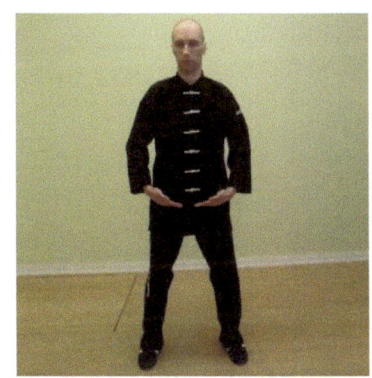

82   83

Wir ziehen die nach vorne gestreckten Hände unter weiterer **Ausatmung** horizontal nach rechts und drehen die Füße auf den Fersen mit, bis wir uns in der Reiterstellung mit Blick nach schräg-rechts-vorne befinden. Wir wenden die Hände in einer jeweils nach außen gerichteten Drehbewegung, bis die Innenflächen auf uns und die Finger aufeinander zeigen. Dann lassen wir die "Weidenblätter"-Hände bis vor das untere Dantian sinken, verlagern das Gewicht auf das rechte Bein und ziehen den linken Fuß in den Parallelstand zurück.

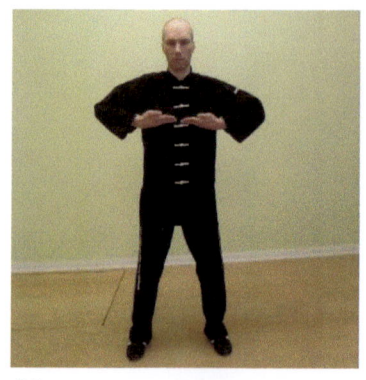

84

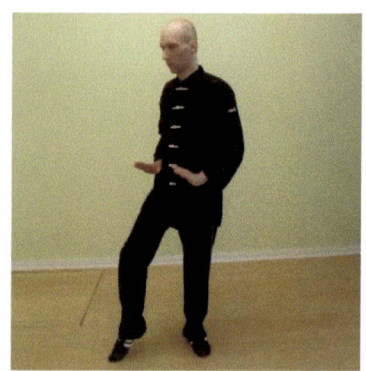

85

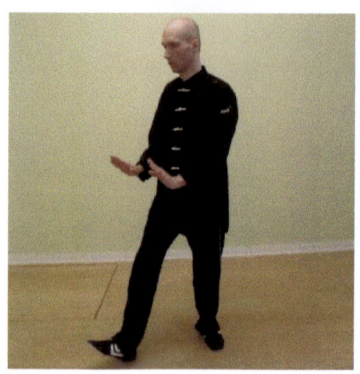

86

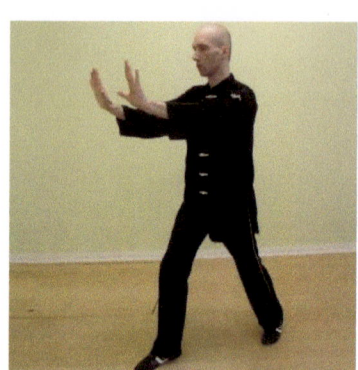

87

Während wir die Hände anheben, **atmen** wir **ein** und strecken die Knie (Bild 84). Wir verlagern das Gewicht auf das linke Bein, wenden unseren Oberkörper schräg nach rechts, drehen die Hände dicht am Körper mit den Innenflächen nun nach vorne-unten und schieben die Hände mit einer bogenförmigen Bewegung erst nach unten und als "Spreizhände" (gem. Bild 2 auf S. 14) nach vorne-oben bis auf Schulterhöhe, während wir uns gleichzeitig nach diagonal-rechts-vorne in die rechte Bogenstellung unter der Lautbildung "He" begeben.

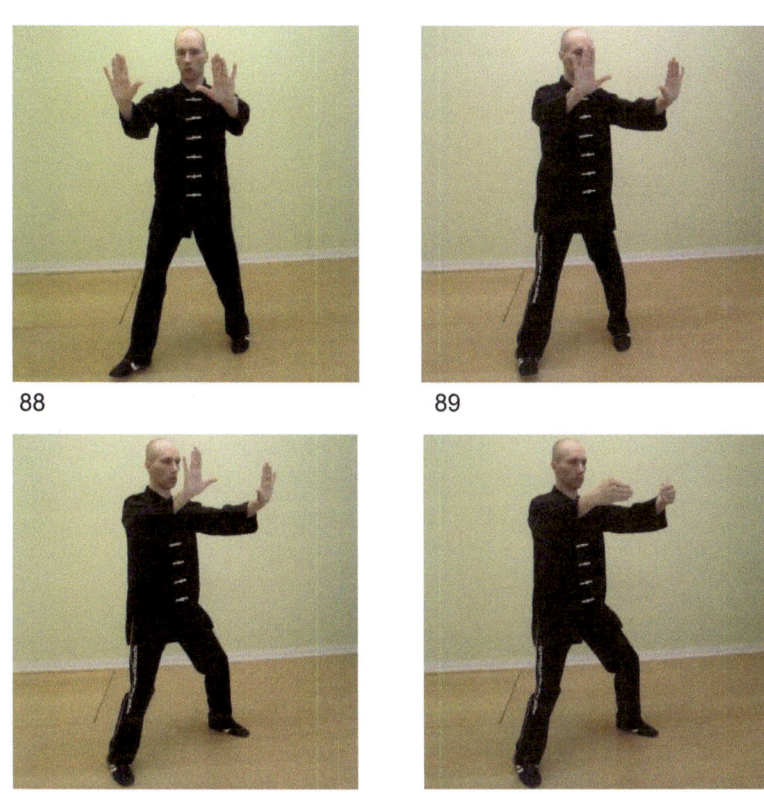

88   89

90   91

Wir ziehen die nach vorne gestreckten Hände unter Fortsetzung der **Ausatmung** mit Lautbildung horizontal weiter nach links und drehen dabei die Füße auf den Fersen mit, bis wir uns in der Reiterstellung mit Blick nach schräg-links-vorne befinden (Bilder 87 bis 90). Wir wenden die Hände in einer jeweils nach außen gerichteten Drehbewegung, bis die Innenflächen auf uns und die Finger aufeinander zeigen (Bild 91).

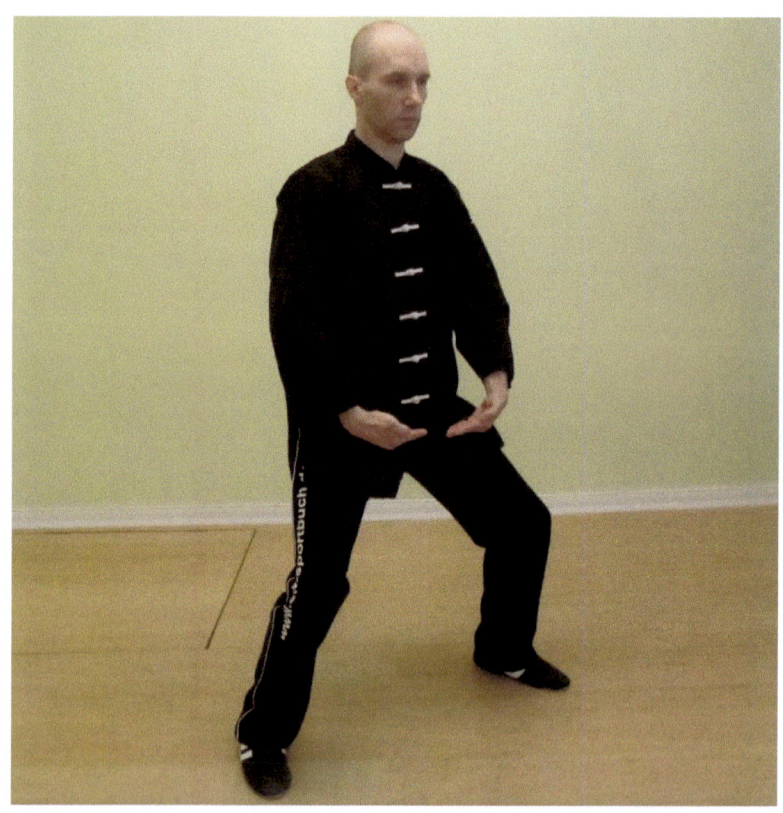

92

Dann lassen wir die nun zu "Weidenblättern" geformten Hände bis vor das untere Dantian sinken und senken gleichzeitig den Körperschwerpunkt in der Reiterstellung ab.

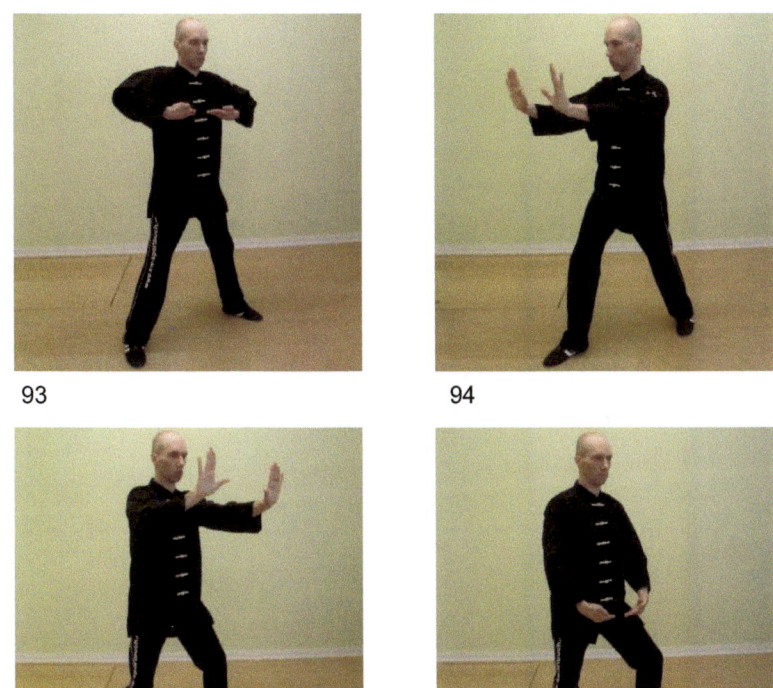

93 94

95 96

Wir heben die Hände bis in Brusthöhe an, strecken die Knie und **atmen** dabei **ein** (Bild 93). Dann führen wir zum zweiten Mal die Bewegung mit der Lautbildung "He" in die rechte Bogenstellung aus, ziehen die "Spreizhände" horizontal nach links mit Wechsel in die Reiterstellung und lassen die dann zu Weidenblättern geformten Hände mit gleichzeitiger Beugung der Knie vor das untere Dantian sinken (Bilder 94 bis 96).

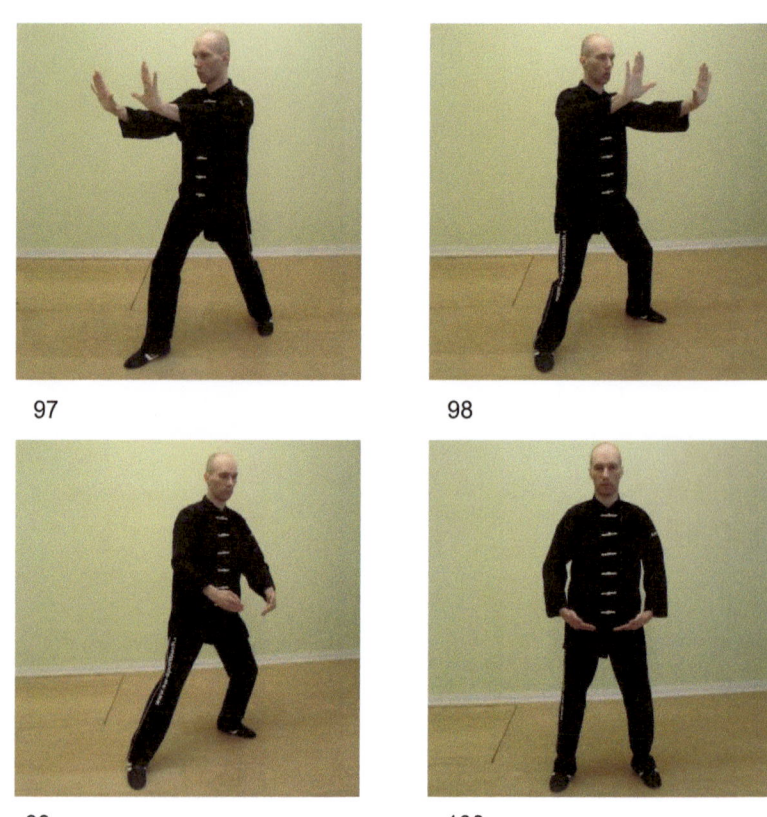

97   98

99   100

Wir heben die Hände bis in Brusthöhe an, strecken die Knie, **atmen** dabei **ein** und führen zum <u>dritten</u> Mal die Bewegung mit der Lautbildung "He" in die rechte Bogenstellung aus (Bild 97), ziehen die "Spreizhände" horizontal nach links mit Wechsel in die Reiterstellung (Bild 98), lassen die dann zu Weidenblättern geformten Hände vor das untere Dantian sinken, verlagern das Gewicht auf das linke Bein und ziehen den rechten Fuß in den Parallelstand zurück.

Wirkungsweisen

Die Bewegung "Glattstreichen" (Ta) verbunden mit der Lautbildung "He" symbolisiert das Element Feuer und wirkt auf das Organ Herz sowie die Herz-Leitbahn. Jahreszeitlich wird die Übung dem Sommer zugeordnet. Das Herz soll abgekühlt und das Feuer gelöscht werden.

Weitere Wirkungsweisen im Kurzüberblick:
- Behandlung von Nervosität, Herzklopfen, Schlaflosigkeit, Nervenschwäche, chronische Entzündungen, Schwellungen
- positiv bei Schmerzen im Bereich der Herz-Leitbahnen

Beim Einatmen stellen wir uns vor, wie frisches Qi von den Innenseiten der kleinen Finger entlang der Herz-Leitbahnen an den Innenseiten der Arme in die Brust fließt.
Beim Ausatmen leiten wir das trübe Qi entlang der Herz-Leitbahnen an den Innenseiten der Arme in die kleinen Finger, wo es unseren Körper verlässt.

3.1.3. Bewegung: Wolken, Element: Erde, Laut: Hu

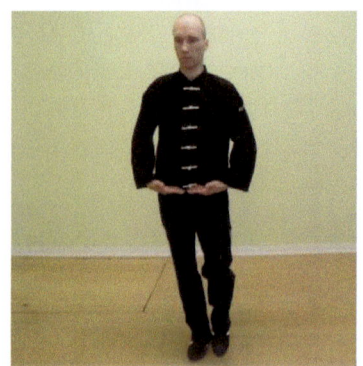 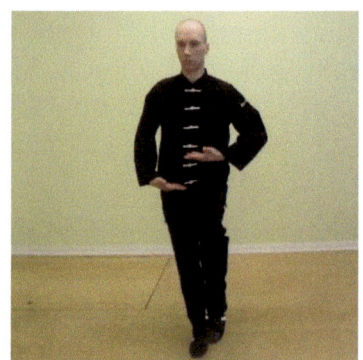

101 102

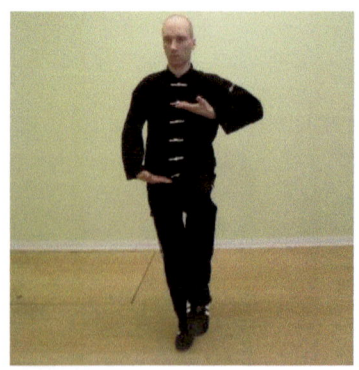 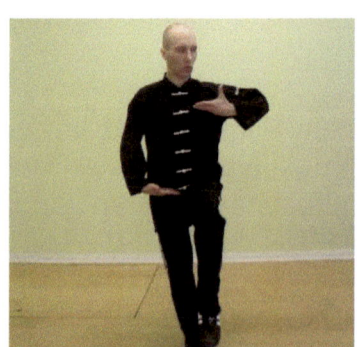

103 104

Wir starten aus der Position des Bildes 100, indem wir das Gewicht auf das rechte Bein verlagern und den linken, entlasteten Fuß an das Standbein heranziehen. Dann heben wir die linke Hand mit der Innenfläche nach oben dicht am Körper bis auf Brusthöhe an. Gleichzeitig heben wir das linke Bein in den "stehenden Kranich" gemäß Beschreibung auf S. 21 an und **atmen** dabei **ein**.

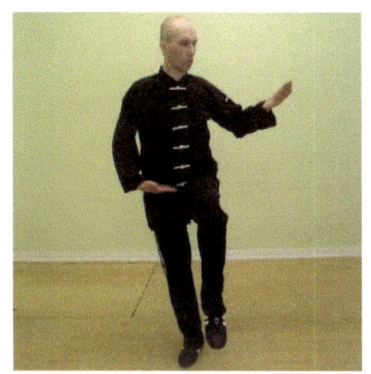

105

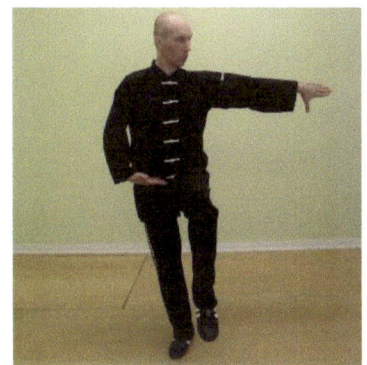

106

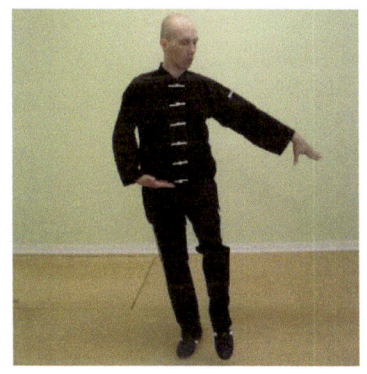

107

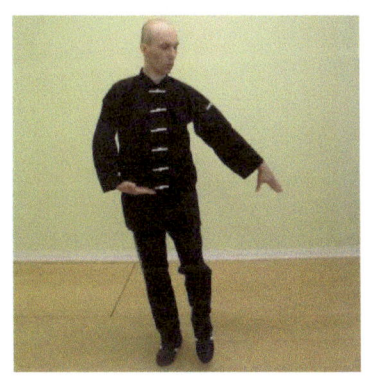

108

Wir strecken die linke Hand als "Tigermaul" gemäß Bild 3 und Beschreibung auf Seite 15 in Schulterhöhe nach links, drehen die Hand dabei, bis der Rücken nach vorne und der Daumen nach unten zeigen, **atmen** mit der Lautbildung "Hu" **aus** und beginnen dann, den gestreckten Arm in Verbindung mit dem linken Bein zeitgleich sinken zu lassen. Der Laut "Hu" wird wie die Silbe "Hu" des Wortes "Hupe" ausgesprochen. Unser Blick folgt der Bewegung der Hand.

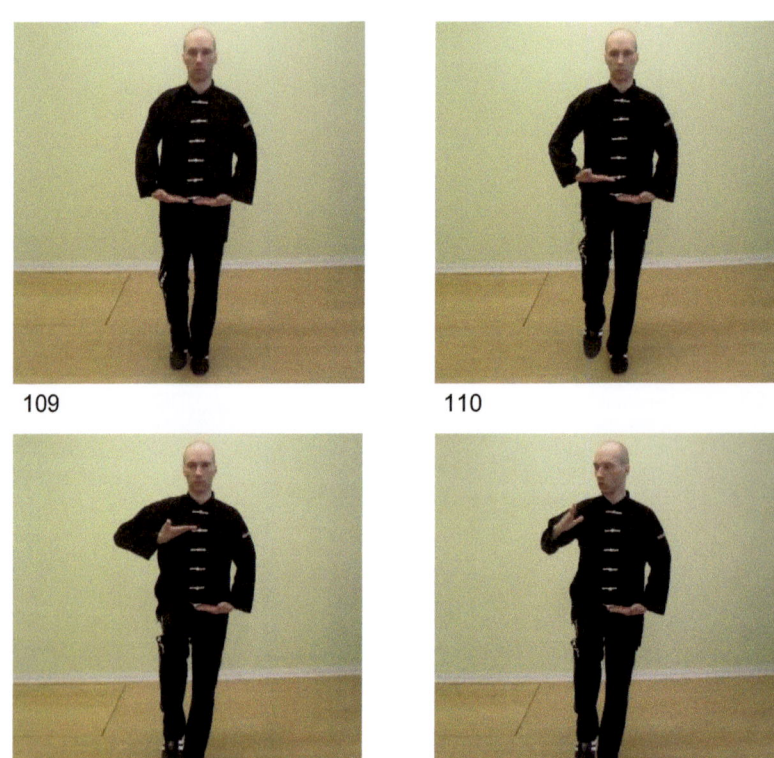

109

110

111

112

Wir bringen die linke Hand in die Ursprungsposition (Bild 101) vor unser unteres Dantian, stellen das linke Bein dicht neben das Standbein auf, belasten es mit unserem gesamten Körpergewicht und starten die vorherige Bewegungsabfolge mit der rechten Seite. Wir heben die rechte Hand mit der Innenfläche nach oben dicht am Körper bis auf Brusthöhe an. Gleichzeitig heben wir das rechte, zuvor entlastete Bein in den "stehenden Kranich" gemäß Beschreibung auf S. 21 an und **atmen** dabei **ein**.

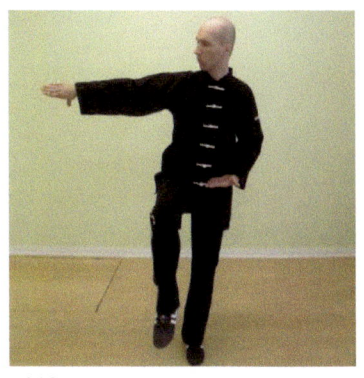

113

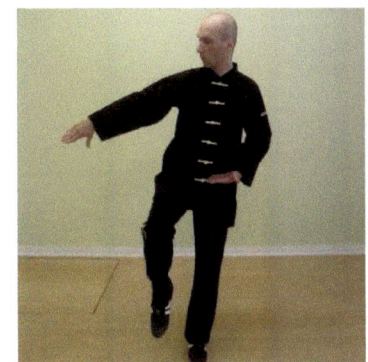

114

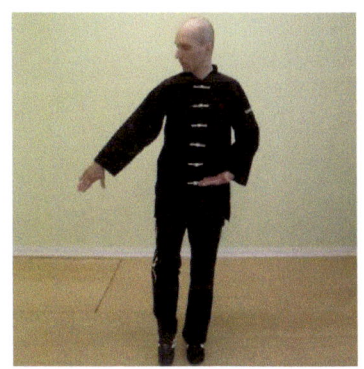

115

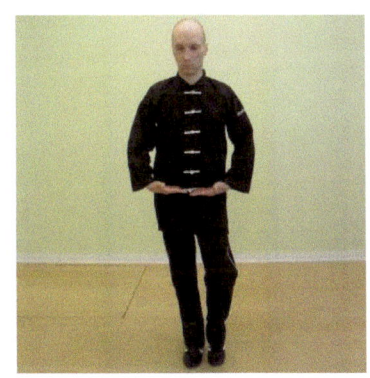

116

Wir strecken die rechte Hand als "Tigermaul" gemäß Bild 3 auf Seite 15 in Schulterhöhe nach rechts, drehen die Hand dabei, bis der Rücken nach vorne und der Daumen nach unten zeigen, **atmen** mit der Lautbildung "Hu" **aus** und beginnen dann, den gestreckten Arm in Verbindung mit dem rechten Bein zeitgleich sinken zu lassen. Der Laut "Hu" wird wie die Silbe "Hu" des Wortes "Hupe" ausgesprochen (Bilder 112 bis 116). Unser Blick folgt der Bewegung der Hand. In der Ursprungsposition angelangt, wechseln wir wieder das Standbein.

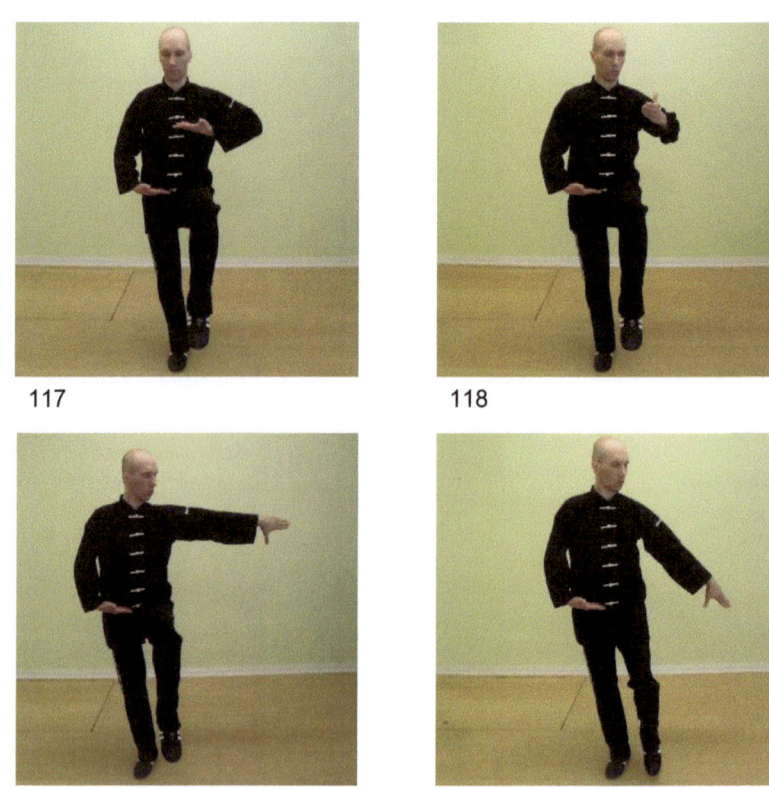

117 118

119 120

Nun beginnt alles vorn vorne mit dem <u>zweiten</u> Durchlauf.

Linkes Bein anheben in den "stehenden Kranich", dabei **einatmen**, linke Hand bis auf Brusthöhe anheben (Bild 117), dann mit der **Ausatmung** und Lautbildung "Hu" als "Tigermaul" nach links ausstrecken (Bild 119) und Hand sowie Bein in die Ursprungsposition absenken (Bilder 120 – 121).
Der Blick folgt der Handbewegung.

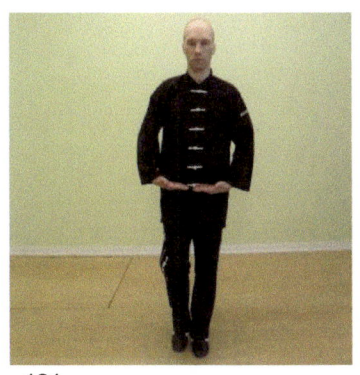
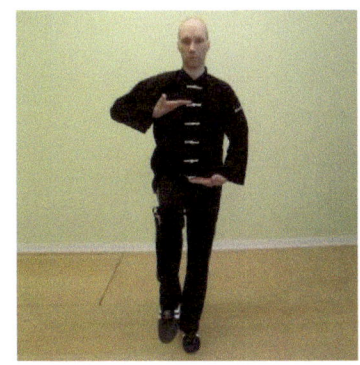

121   122

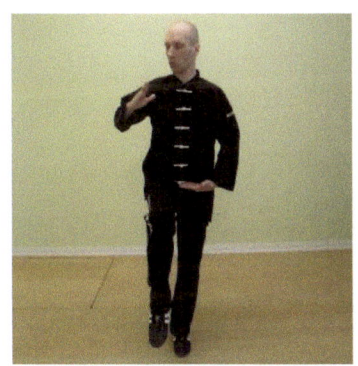
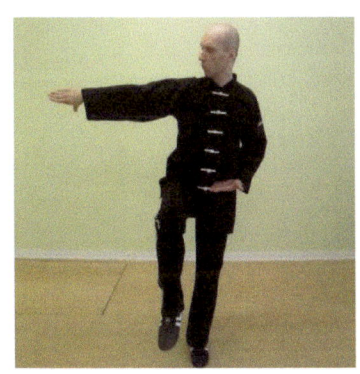

123   124

Nach dem Wechsel des Standbeines (Bild 121) ist nun zum <u>zweiten</u> Mal die rechte Seite dran. Wir heben die rechte Hand mit der Innenfläche nach oben dicht am Körper bis auf Brusthöhe an (Bild 122). Gleichzeitig heben wir das rechte, zuvor entlastete Bein in den "stehenden Kranich" an und **atmen** dabei **ein**. Wir strecken die rechte Hand als "Tigermaul" in Schulterhöhe nach rechts, drehen die Hand dabei, bis der Rücken nach vorne und der Daumen nach unten zeigen und **atmen** mit der Lautbildung "Hu" **aus** (Bilder 123 – 124).

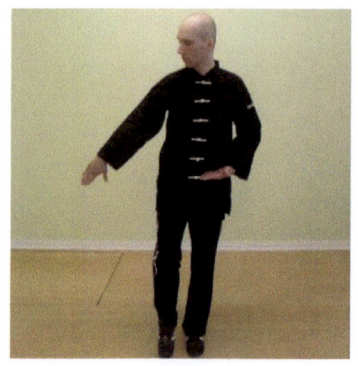
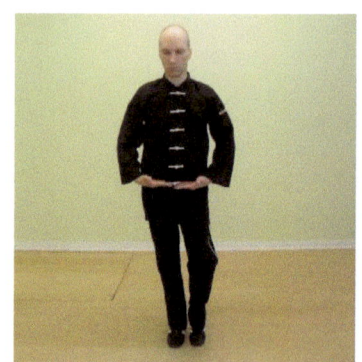

125 126

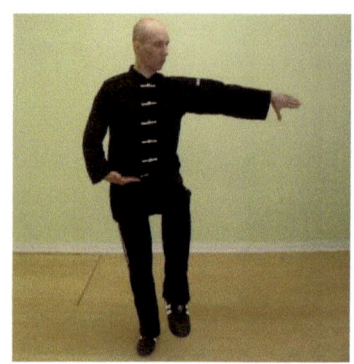
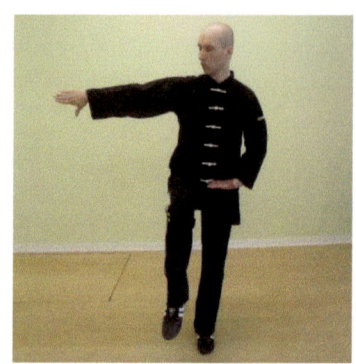

127 128

Unter Fortsetzung der **Ausatmung** senken wir Hand und Bein in die Ursprungsposition zurück und wechseln mit Gewichtsverlagerung erneut das Standbein (Bilder 125 – 126).

Zum <u>dritten</u> und letzten Mal vollführen wir die bekannte Übung zur linken und dann zur rechten Seite (127+128).

Zum Schluss stellen wir den rechten Fuß in die schulterbreite Neutralstellung und bringen beide Hände mit den Innenflächen nach oben und aufeinander zeigenden Fingern vor das untere Dantian (Bild 129).

Wirkungsweisen

Die Bewegung "Wolken" (Yun) verbunden mit der Lautbildung "Hu" symbolisiert das Element Erde und wirkt auf das Organ Milz sowie die Milz-Leitbahn. Jahreszeitlich wird die Übung allen Jahreszeiten zugeordnet. Sie soll die Magenfunktion anregen sowie die Milz stärken, was sich positiv auf die Verdauung auswirkt.

Weitere Wirkungsweisen im Kurzüberblick:
- Behandlung von Völlegefühl, Erbrechen und Übelkeit, saures Aufstoßen, Durchfall
- positiv bei jeglicher Art von Bauchbeschwerden
- gegen Müdigkeit der 4 Extremitäten und Schweregefühl des Körpers
- gegen Gelbsucht

Beim Einatmen nehmen wir in unserer Vorstellung frisches Qi durch unsere großen Zehen auf und leiten es entlang der Milz-Leitbahnen an den Innenseiten der Beine hinauf in den Bauch.
Beim Ausatmen leiten wir auf entgegengesetztem Wege trübes Qi nach unten und durch die großen Zehen ab.

3.1.4. Bewegung: Kneten, Element: Metall, Laut: Si

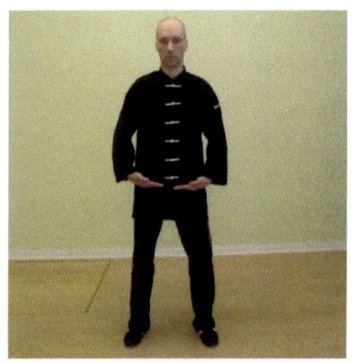

129

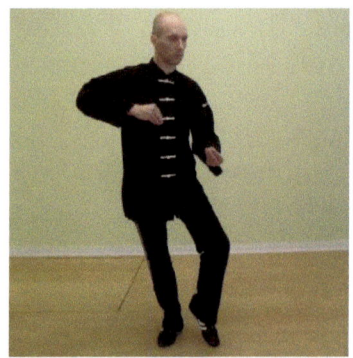

130

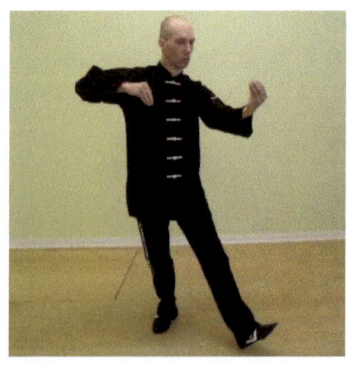

131

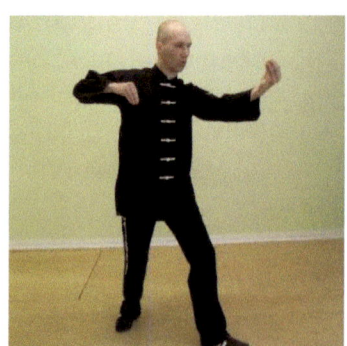

132

Startend aus der Position des Bildes 129 verlagern wir das Gewicht auf das rechte Bein, unsere Hände bilden jeweils die Hakenhand des Affen gemäß Bild 4 auf Seite 15, wir wenden unseren Oberkörper nach links und ziehen den linken Fuß an unser Standbein zurück (Bild 130). Unter **Ausatmung** mit Bildung des Lautes "Si" gehen wir mit dem linken Fuß einen Schritt nach schräg-links-vorn in die linke Bogenstellung (Beinstreckung hi.).

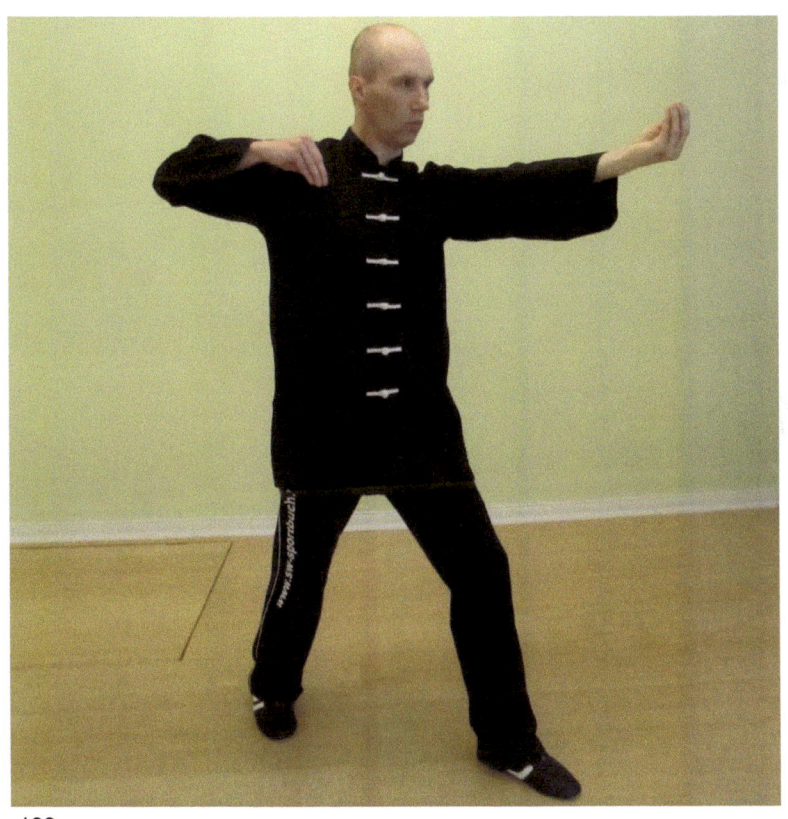

133

Der Laut "Si" wird wie die Silbe "se" in dem Wort "Klasse" ausgesprochen.

Wir strecken den linken Arm mit Schultereinsatz sowie mit nach oben zeigenden Fingern der Hakenhand bis auf Schulterhöhe nach vorne. Der rechte Arm wird mit nach unten zeigenden Fingern der Hakenhand auf Schulterhöhe angewinkelt. Die rechte Schulter wird dabei mit zurückgezogen, sodass wir durch die gegensätzlichen Schulterbewegungen eine leichte Dehnung im Brust-/Schulterbereich vornehmen.

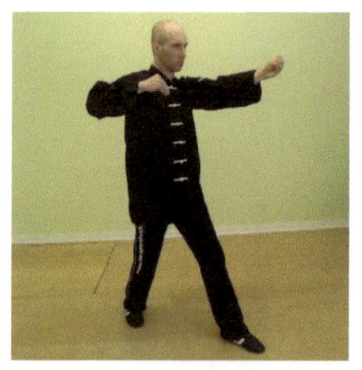
134

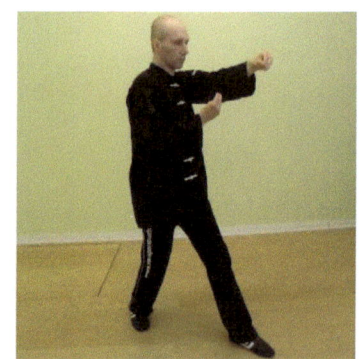
135

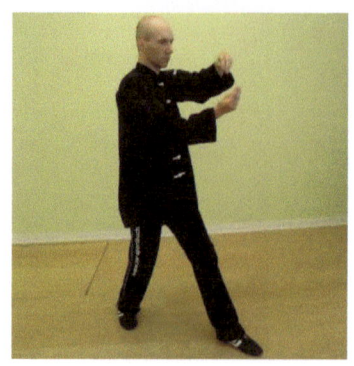
136

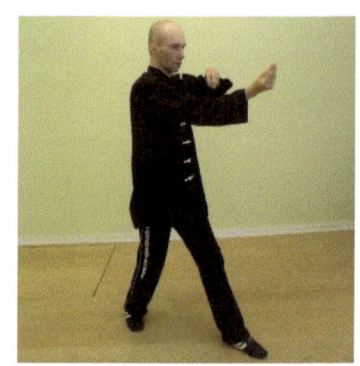
137

Wir verlagern das Gewicht vom vorderen auf das hintere Bein, drehen die Finger der vorderen Hakenhand mit den Spitzen nach unten und ziehen den Arm zurück. Gleichzeitig lassen wir den rechten Arm sinken, drehen hier die Fingerspitzen der Hakenhand nach oben und bewegen den rechten unter dem linken Arm nach vorne bis auf Schulterhöhe. Hier kommt es wieder zu einer gegensätzlichen Schulterbewegung, diesmal jedoch in die andere Richtung. Wir **atmen** dabei **ein**.

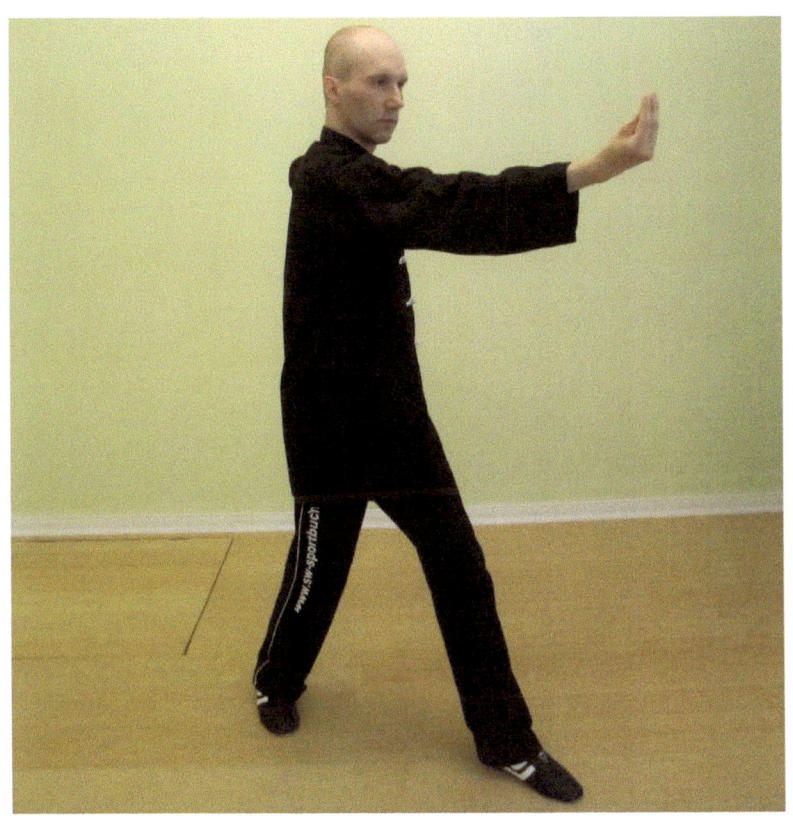

138

In der Endposition der **Einatmungsphase** ist das hintere Bein gebeugt und verstärkt mit Gewicht belastet, während das vordere Bein entlastet und gestreckt wird (aber immer noch leichte Beugung im Knie in der Endstellung). Der Oberkörper ist in der Hüfte leicht nach links gedreht, die rechte Schulter wurde mit Streckung des rechten Armes nach vorne gebracht, während der linke Arm auf Schulterhöhe angewinkelt und mit der linken Schulter nach hinten gezogen wurde. Wir schauen auf die vordere Hand.

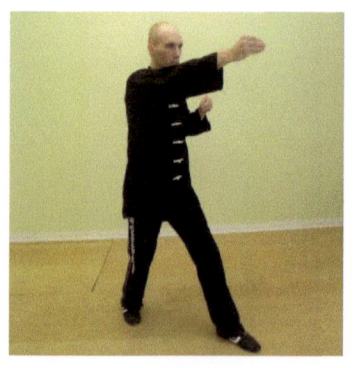

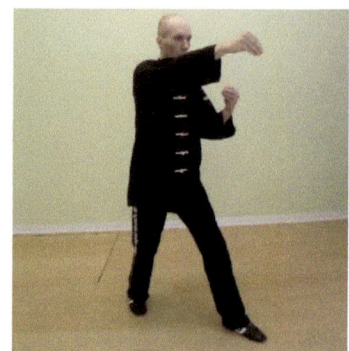

139   140

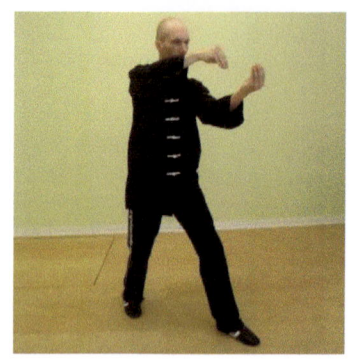

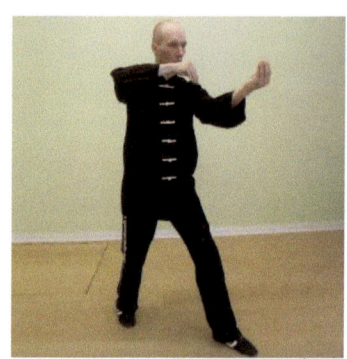

141   142

Wir verlagern das Gewicht vom hinteren auf das vordere Bein in die Bogenstellung, drehen die Finger der vorderen Hakenhand mit den Spitzen nach unten und ziehen den Arm zurück. Gleichzeitig lassen wir den linken Arm sinken, drehen hier die Fingerspitzen der Hakenhand nach oben und bewegen den linken unter dem rechten Arm nach vorne bis auf Schulterhöhe. Hier kommt es wieder zu einer gegensätzlichen Schulterbewegung und wir drehen den Oberkörper in der Hüfte nach rechts zurück. Wir **atmen** dabei bis zur Endposition des Bildes 143 mit Lautbildung "Si" **aus**.

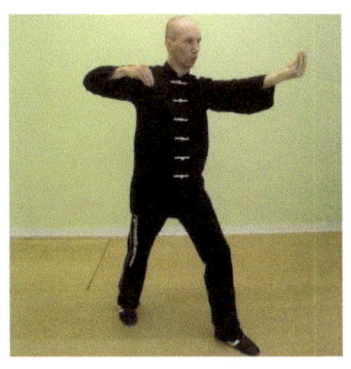 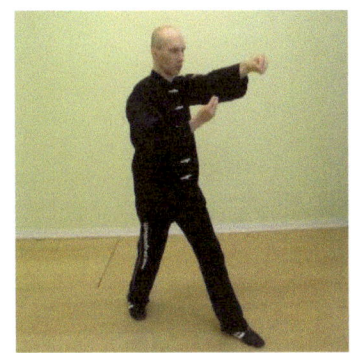

143 144

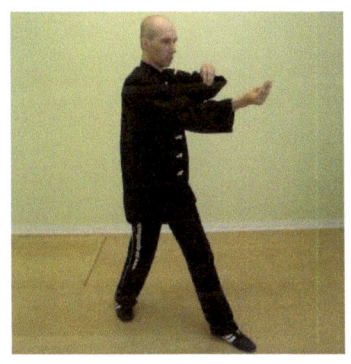 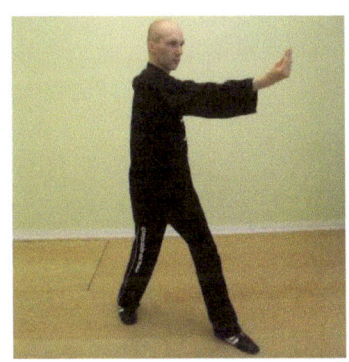

145 146

Nachdem wir zum <u>zweiten</u> Mal mit **Ausatmung** und Lautbildung in die Bogenstellung vorgestoßen sind (Bild 143), leiten wir wieder die Gegenbewegung ein. Gewichtsverlagerung auf das hintere Bein unter Streckung des vorderen Knies, Oberkörper in der Hüfte nach links eindrehen, linken Arm nach hinten ziehen sowie anwinkeln und den rechten Arm bis auf Schulterhöhe nach vorne strecken. Dabei werden die Hakenhände mit den Fingerspitzen jeweils gedreht. Die rechte Schulter geht nach vorne und die linke wird nach hinten gezogen.

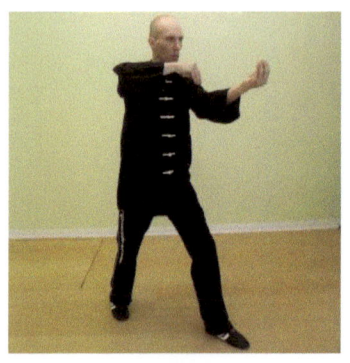

147

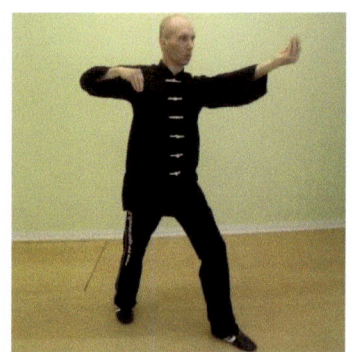

148

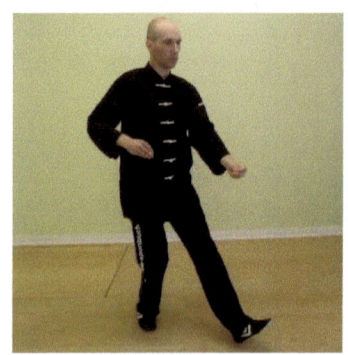

149

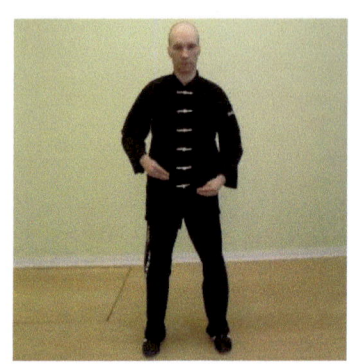

150

Wir verlagern das Gewicht vom hinteren auf das vordere Bein in die Bogenstellung, drehen die Finger der rechten Hakenhand mit den Spitzen nach unten und ziehen den Arm zurück. Gleichzeitig lassen wir den linken Arm sinken, drehen hier die Fingerspitzen der Hakenhand nach oben und bewegen den linken unter dem rechten Arm nach vorne bis auf Schulterhöhe. Wir **atmen** dabei bis zur Endposition des Bildes 148 zum <u>dritten</u> und letzten Mal mit Lautbildung "Si" **aus**. Dann lassen wir die Hände sinken, verlagern das Gewicht auf das rechte Bein und ziehen den linken Fuß in den Parallelstand zurück.

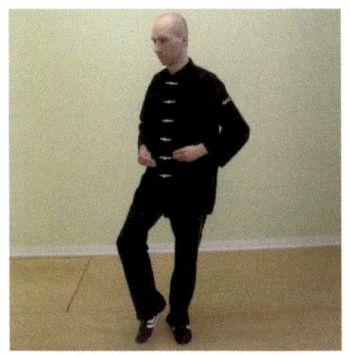
151

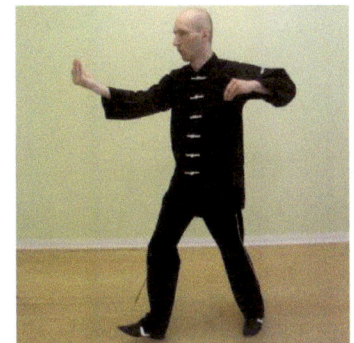
152

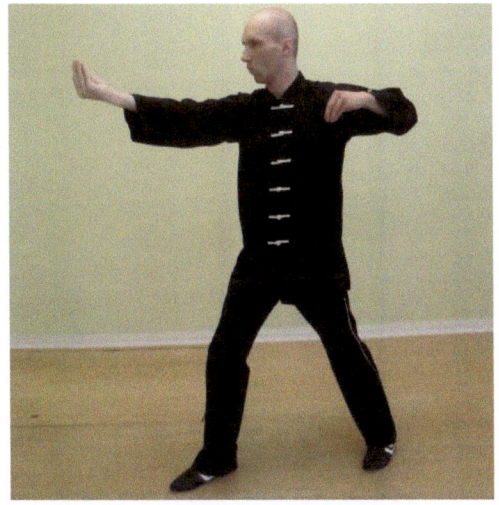
153

Startend aus der Position des Bildes 150 verlagern wir das Gewicht auf das linke Bein, unsere Hände bilden jeweils die Hakenhand des Affen, wir wenden unseren Oberkörper nun nach rechts und ziehen den rechten Fuß an unser Standbein zurück (Bild 151). Unter **Ausatmung** mit Bildung des Lautes "Si" gehen wir mit dem rechten Fuß einen Schritt nach schräg-rechts-vorn in die rechte Bogenstellung (Beinstreckung hinten).

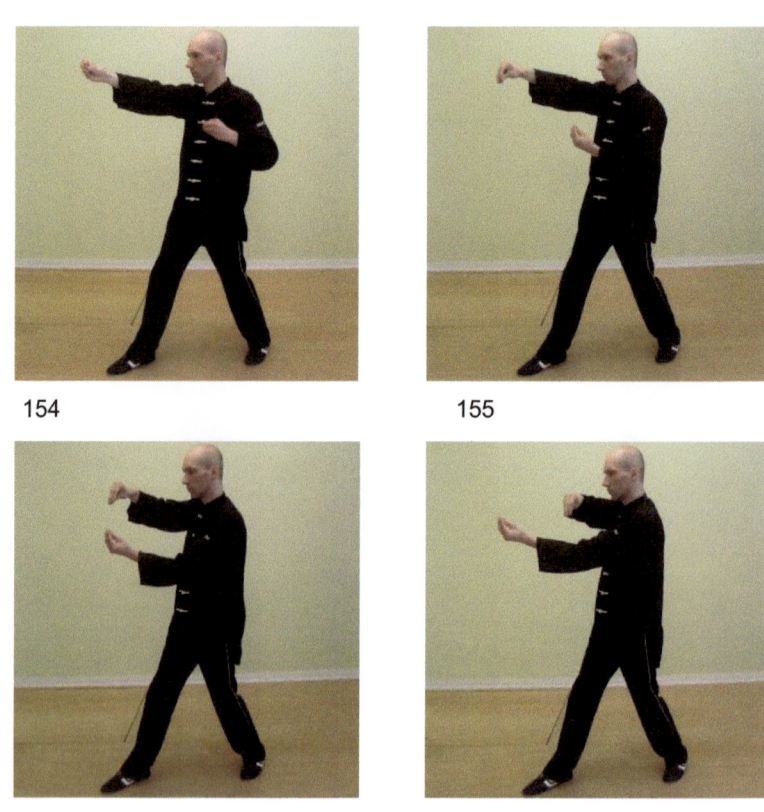

154

155

156

157

Wir verlagern das Gewicht vom vorderen auf das hintere Bein, drehen die Finger der vorderen Hakenhand mit den Spitzen nach unten und ziehen den Arm zurück. Gleichzeitig lassen wir den linken Arm sinken, drehen hier die Fingerspitzen der Hakenhand nach oben und bewegen den linken unter dem rechten Arm nach vorne bis auf Schulterhöhe. Hier kommt es wieder zu einer gegensätzlichen Schulterbewegung, diesmal jedoch in die andere Richtung. Wir **atmen** dabei **ein**.

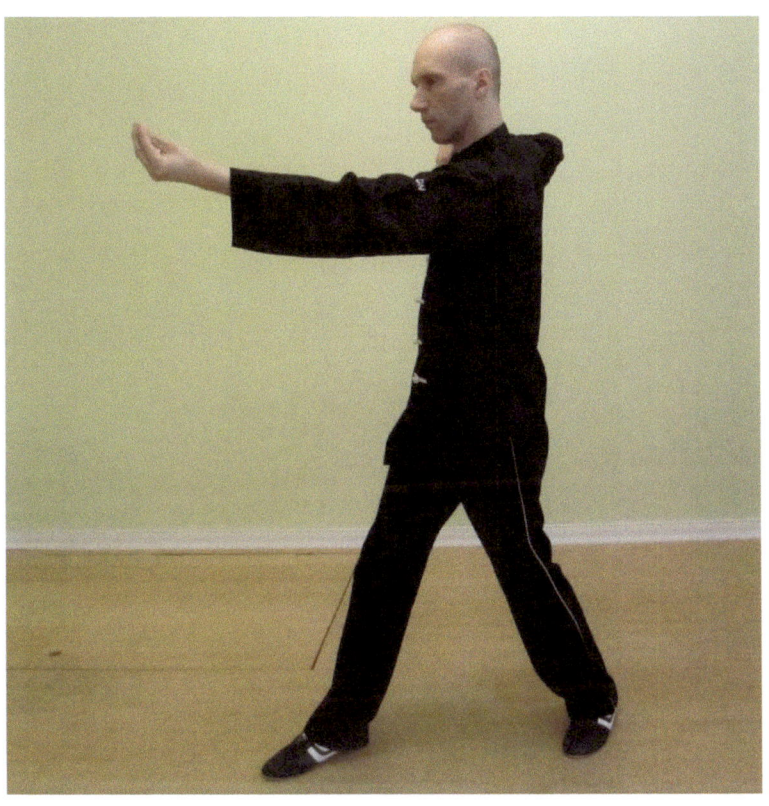

158

In der Endposition der **Einatmungsphase** ist das hintere
Bein gebeugt und verstärkt mit Gewicht belastet,
während das vordere Bein entlastet und gestreckt wird
(aber immer noch leichte Beugung im Knie in der
Endstellung). Der Oberkörper ist in der Hüfte leicht nach
rechts gedreht, die linke Schulter wurde mit Streckung
des linken Armes nach vorne gebracht, während der
rechte Arm auf Schulterhöhe angewinkelt und mit der
rechten Schulter nach hinten gezogen wurde. Wir
schauen auf die vordere Hand.

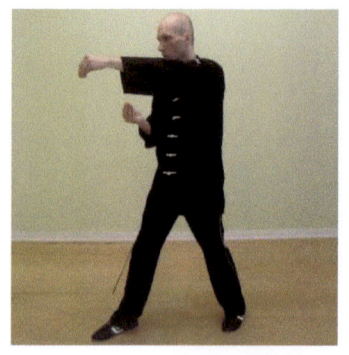

159

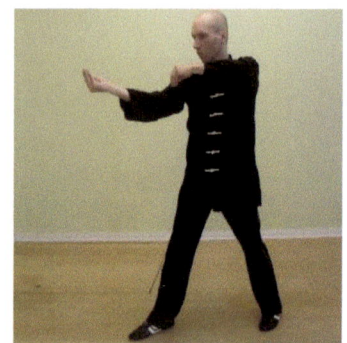

160

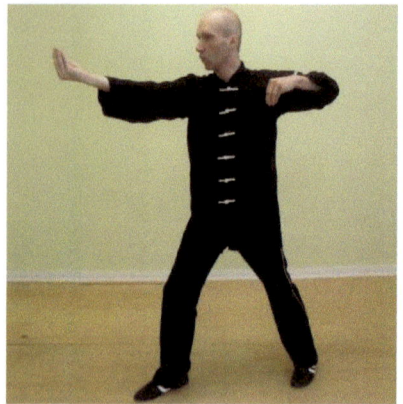

161

Wir verlagern das Gewicht vom hinteren auf das vordere Bein in die Bogenstellung, drehen die Finger der vorderen Hakenhand mit den Spitzen nach unten und ziehen den Arm zurück. Gleichzeitig lassen wir den rechten Arm sinken, drehen hier die Fingerspitzen der Hakenhand nach oben und bewegen den rechten unter dem linken Arm nach vorne bis auf Schulterhöhe. Wir drehen den Oberkörper mit gegensätzlicher Schulterbewegung in der Hüfte nach links zurück. Wir **atmen** dabei bis zur Endposition des Bildes 161 zum <u>zweiten</u> Mal mit Lautbildung "Si" **aus**.

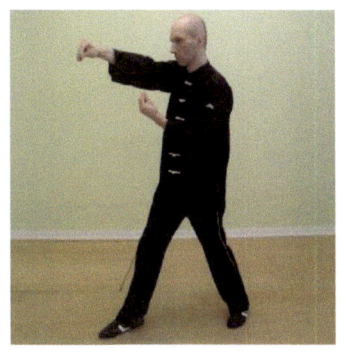
162

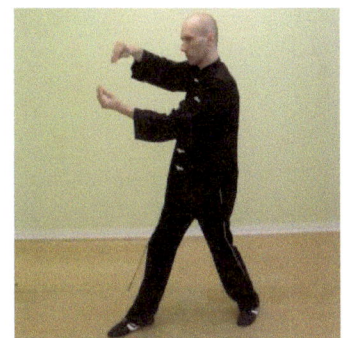
163

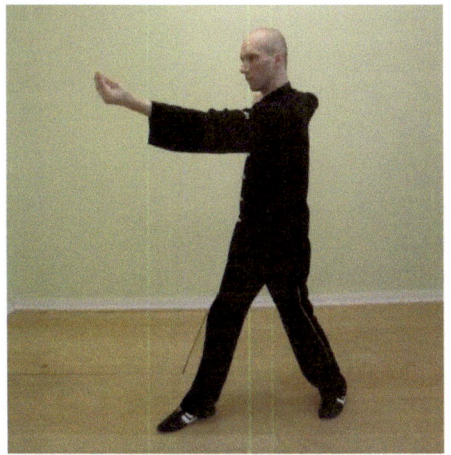
164

Wir verlagern das Gewicht vom vorderen auf das hintere Bein, drehen die Finger der vorderen Hakenhand mit den Spitzen nach unten und ziehen den Arm zurück. Gleichzeitig lassen wir den linken Arm sinken, drehen hier die Fingerspitzen der Hakenhand nach oben und bewegen den linken unter dem rechten Arm nach vorne bis auf Schulterhöhe. Hier kommt es wieder zu einer gegensätzlichen Schulterbewegung, diesmal jedoch in die andere Richtung. Wir **atmen** dabei **ein**.

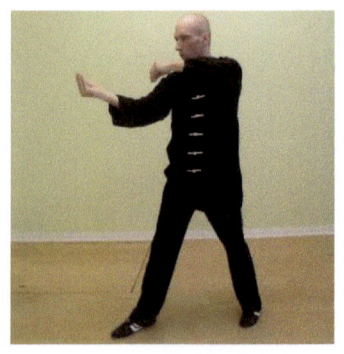

165

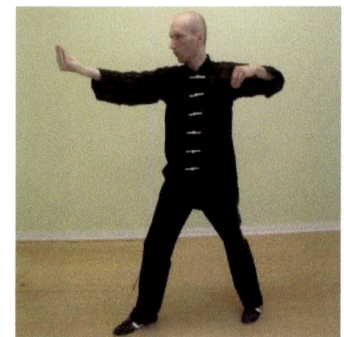

166

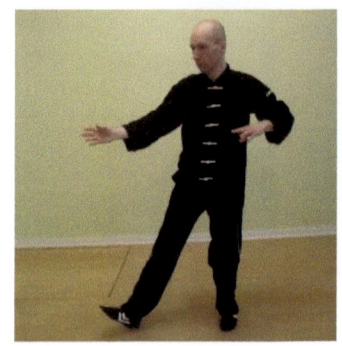

167

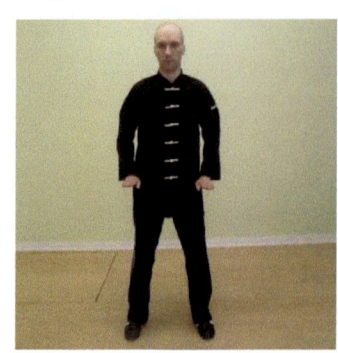

168

Wir verlagern das Gewicht vom hinteren auf das vordere Bein in die Bogenstellung, drehen die Finger der linken Hakenhand mit den Spitzen nach unten und ziehen den Arm zurück. Gleichzeitig lassen wir den rechten Arm sinken, drehen hier die Fingerspitzen der Hakenhand nach oben und bewegen den rechten unter dem linken Arm nach vorne bis auf Schulterhöhe. Wir **atmen** dabei bis zur Endposition des Bildes 166 zum <u>dritten</u> und letzten Mal mit Lautbildung "Si" **aus**. Dann lassen wir die Hände sinken, verlagern das Gewicht auf das linke Bein und ziehen den rechten Fuß in den Parallelstand zurück.

Wirkungsweisen

Die Bewegung "Kneten" (Nie) verbunden mit der Lautbildung "Si" symbolisiert das Element Metall und wirkt auf das Organ Lunge sowie die Lungen-Leitbahn. Jahreszeitlich wird die Übung dem Herbst zugeordnet. Sie soll in erster Linie den Fluss des Lungen-Qi verbessern.

Weitere Wirkungsweisen im Kurzüberblick:
- Senkung des Qi
- Beseitigung von Schleim
- Behandlung von Erkältungen, Rückenschmerzen, Husten, Halsschmerzen, chronischer Bronchitis, Schnupfen
- gegen Schmerzen entlang der Lungen-Leitbahnen
- positiv bei Nervenschwäche und Bluthochdruck

Beim Ausatmen stellen wir uns innerlich vor, wie durch unseren vorderen, vorgestreckten Arm trübes Qi aus der Lunge abgeleitet wird und unseren Körper verlässt.
Beim Einatmen stellen wir uns wiederum vor, wie durch den hinteren, nun vorgestreckten Arm frisches Qi durch den Daumen aufgenommen und entlang der Lungen-Leitbahn an der Innenseite des Armes in die Lungen geleitet wird.

3.1.5. Bewegung: Berühren, Element: Wasser, Laut: Chui

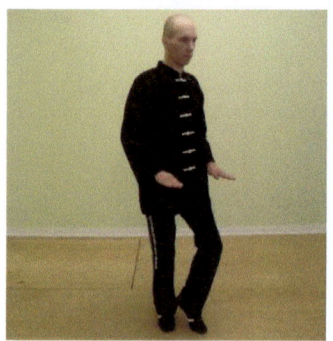

169

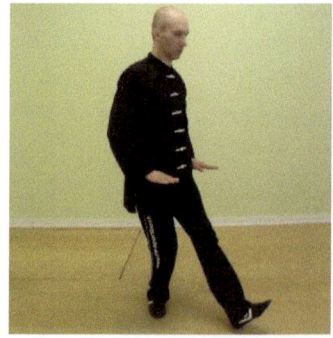

170

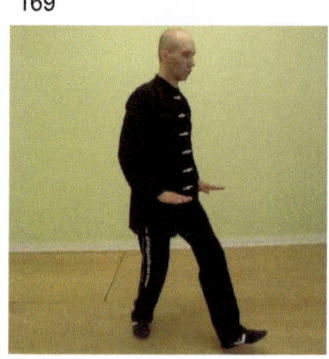

171

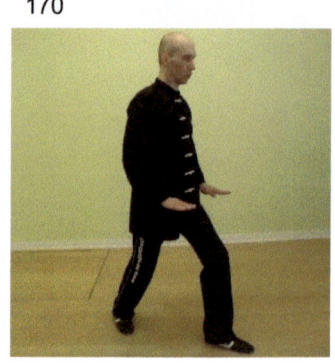

172

Wir starten aus der Neutralstellung des Bildes 168. Die aufgestellten Hände befinden sich als "Weidenblätter" links und rechts dicht neben der Hüfte. Die Finger zeigen nach vorne und die Innenflächen nach unten. Wir verlagern das Gewicht auf das rechte Bein, wenden unseren Oberkörper nach links und ziehen den linken Fuß an unser Standbein zurück (Bild 169). Unter **Ausatmung** mit Bildung des Lautes "Chui" gehen wir mit dem linken Fuß einen Schritt nach schräg-links-vorn in die Bogenstellung.

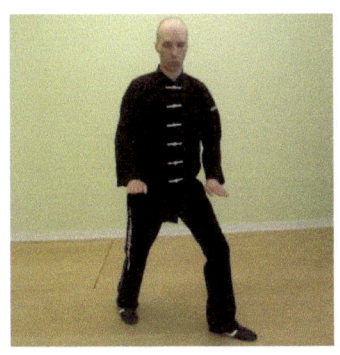
173

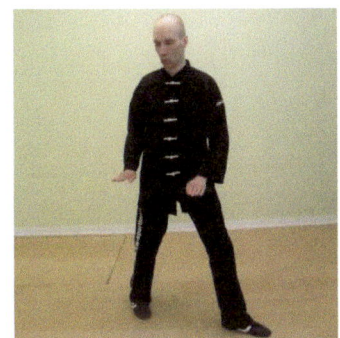
174

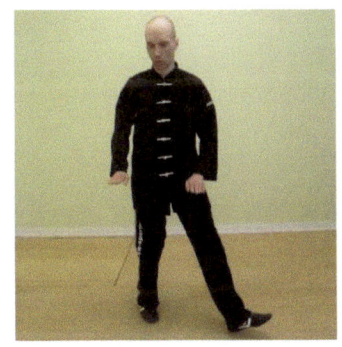
175

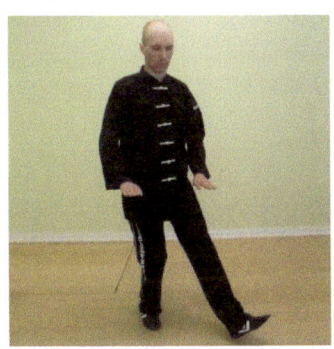
176

Unter Fortsetzung der Ausatmung mit Lautbildung drehen wir den Oberkörper in der Hüfte maximal nach rechts ein, verlagern das Gewicht auf das hintere, rechte Bein, strecken das linke Bein und heben die linke Fußspitze an. Wir drehen dann den Oberkörper wieder nach links. Die Hände folgen den Oberkörpereindrehbewegungen an der Hüfte verbleibend.

Der Laut "Chui" wird wie die Silbe "schu" aus dem Wort "Kautschuk" in Verbindung mit der nachfolgenden Silbe "ay" aus dem Wort "Spray" ausgesprochen.

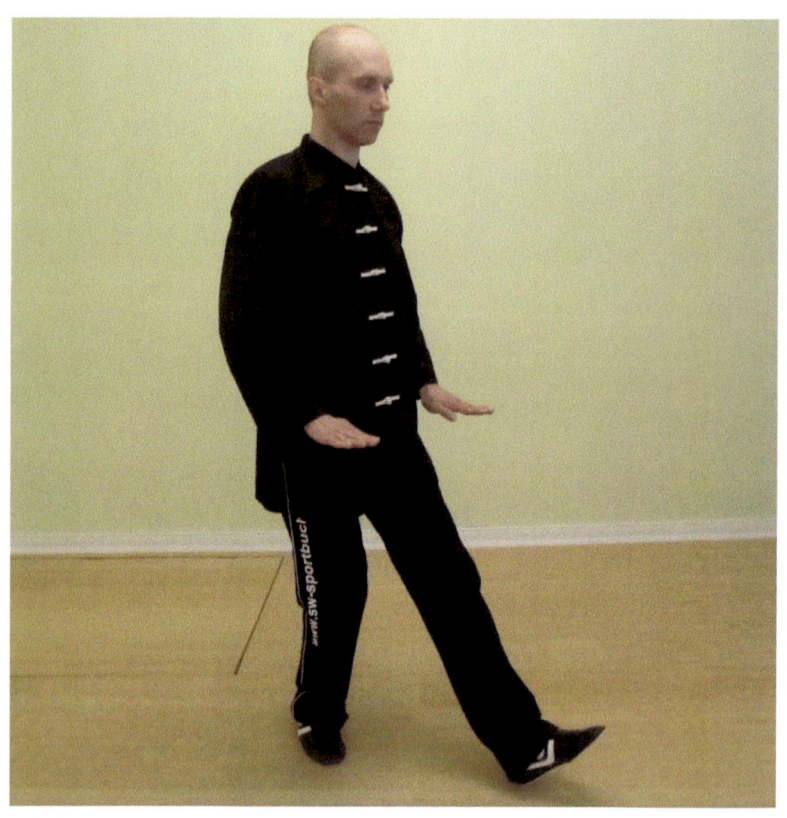

177

In der Position des Bildes 177 endet die **Ausatmung** in der Sieben-Sterne-Stellung gemäß Bild 14 auf Seite 20 und wir **atmen** nun **ein**.

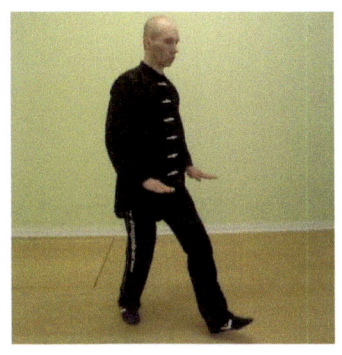

178

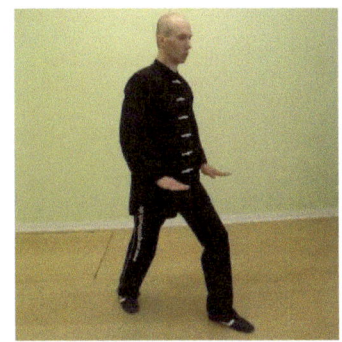

179

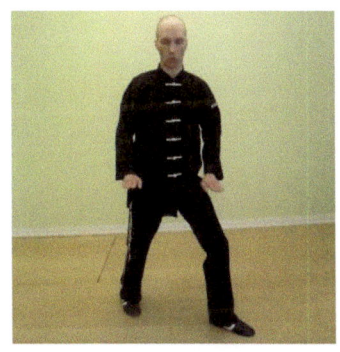

180

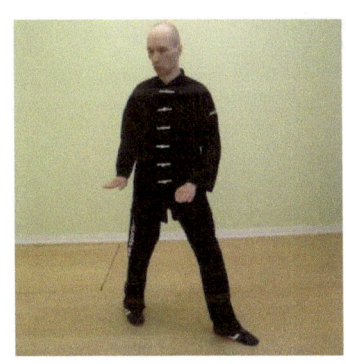

181

Wir setzen wieder die komplette Sohle des linken Fußes auf und schieben unser Gewicht nach vorne in die linke Bogenstellung (Bilder 178 – 179). Dabei **atmen** wir zum <u>zweiten</u> Mal mit Bildung des Lautes "Chui" **aus**.

Unter Fortsetzung der **Ausatmung** drehen wir den Oberkörper in der Hüfte maximal nach rechts ein, verlagern das Gewicht auf das hintere, rechte Bein, strecken das linke Bein und heben die linke Fußspitze an. Wir drehen dann den Oberkörper wieder nach links. Die Hände folgen den Oberkörpereindrehbewegungen an der Hüfte verbleibend. (Bilder 180 – 182)

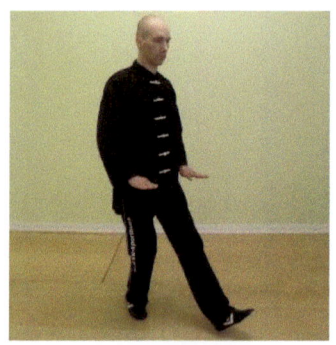

182

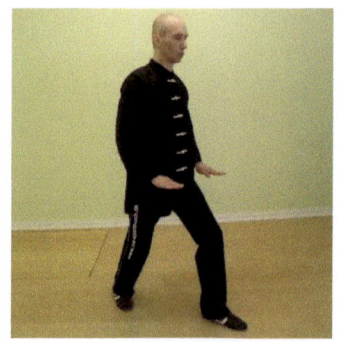

183

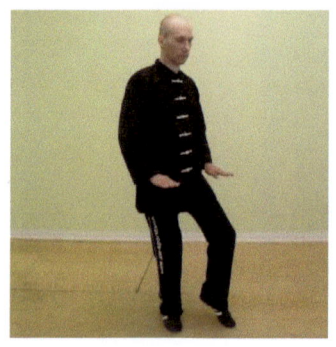

184

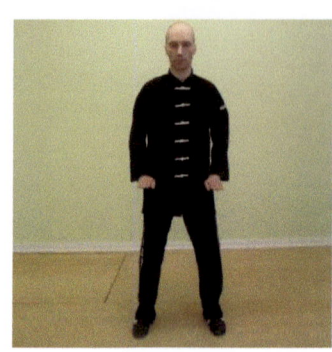

185

Wir **atmen** in der Sieben-Sterne-Stellung **ein** (Bild 182), bevor wir zum dritten und letzten Mal die Bewegung zu dieser Seite starten. Wir setzen wieder die komplette Sohle des linken Fußes auf und schieben unser Gewicht nach vorne in die linke Bogenstellung (Bild 183). Dabei **atmen** wir mit Bildung des Lautes "Chui" **aus**. Wir drehen den Oberkörper in der Hüfte maximal nach rechts ein, verlagern das Gewicht auf das hintere, rechte Bein, strecken das linke Bein und heben die linke Fußspitze an. Wir drehen dann den Oberkörper wieder nach links. Dann ziehen wir den linken Fuß in den Parallelstand zurück (Bilder 184 – 185).

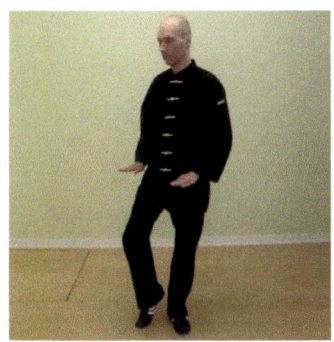

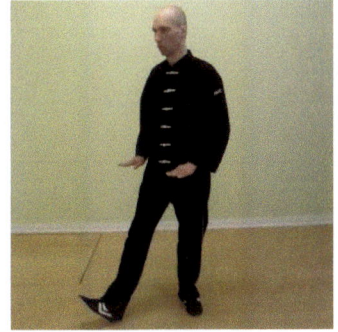

186   187

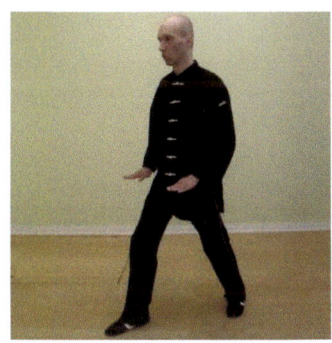

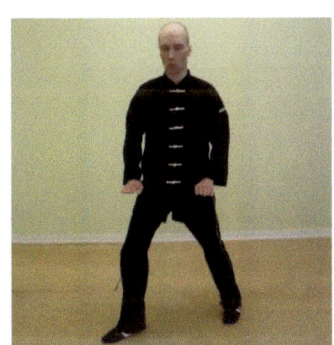

188   189

Wir starten aus der Neutralstellung des Bildes 185. Die aufgestellten Hände befinden sich als "Weidenblätter" links und rechts dicht neben der Hüfte. Die Finger zeigen nach vorne und die Innenflächen nach unten. Wir verlagern das Gewicht auf das linke Bein, wenden unseren Oberkörper nach rechts und ziehen den rechten Fuß an unser Standbein zurück (Bild 186). Unter **Ausatmung** mit Bildung des Lautes "Chui" gehen wir mit dem rechten Fuß einen Schritt nach schräg-rechts-vorn in die rechte Bogenstellung (Bilder 187 - 188).

Dann beginnen wir damit, den Oberkörper in der Hüfte maximal nach links einzudrehen (Bilder 189 - 190).

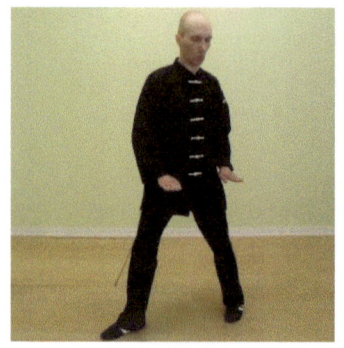
190

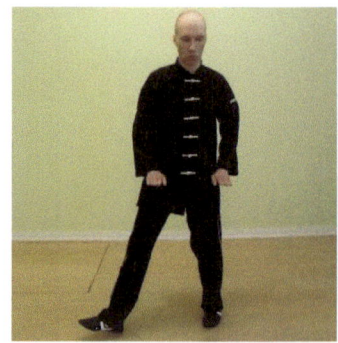
191

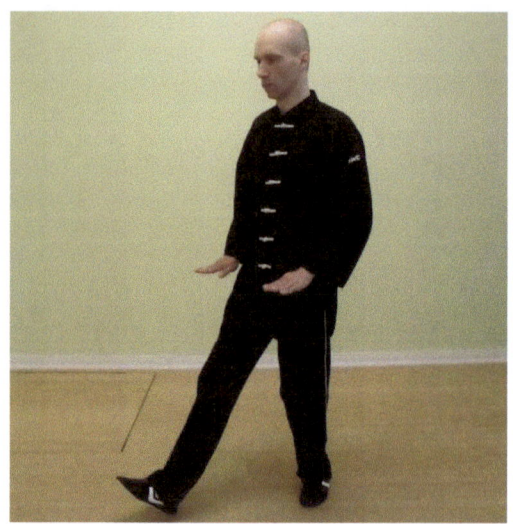
192

Wir verlagern das Gewicht auf das hintere, linke Bein, strecken das rechte Bein und heben die rechte Fußspitze an. Wir drehen dann den Oberkörper wieder nach rechts. Die Hände folgen den Oberkörpereindrehbewegungen an der Hüfte verbleibend.

In der Sieben-Sterne-Stellung des Bildes 192 **atmen** wir **ein**.

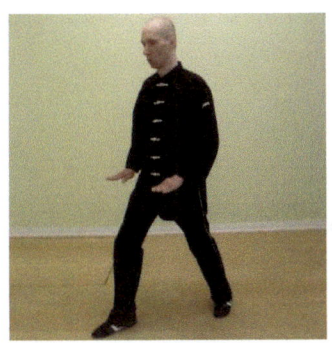
193

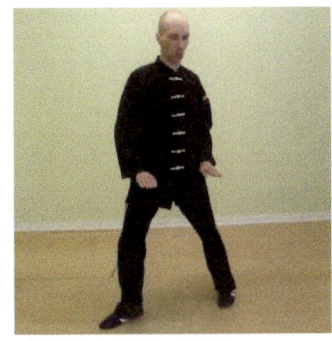
194

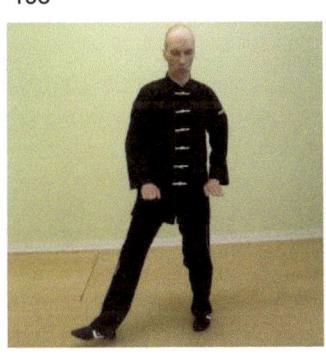
195

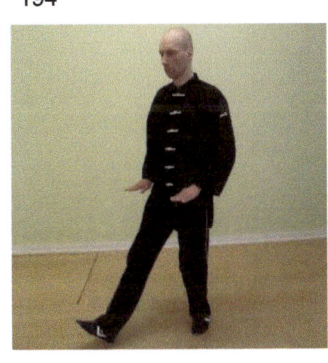
196

Wir setzen wieder die komplette Sohle des rechten Fußes auf und schieben unser Gewicht nach vorne in die rechte Bogenstellung (Bild 193). Dabei **atmen** wir zum <u>zweiten</u> Mal in diese Richtung mit Bildung des Lautes "Chui" **aus**.

Unter Fortsetzung der **Ausatmung** drehen wir den Oberkörper in der Hüfte maximal nach links ein, verlagern das Gewicht auf das hintere, linke Bein, strecken das rechte Bein und heben die rechte Fußspitze an. Wir drehen dann den Oberkörper wieder nach rechts. Die Hände folgen den Oberkörpereindrehbewegungen an der Hüfte verbleibend. (Bilder 194 – 196) **Einatmen**…

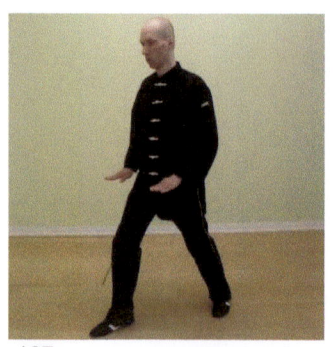

197

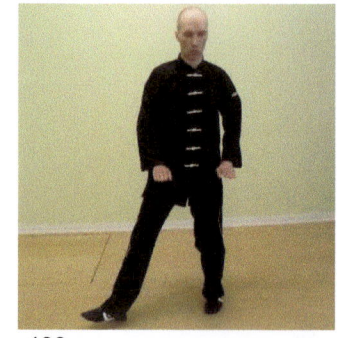

198

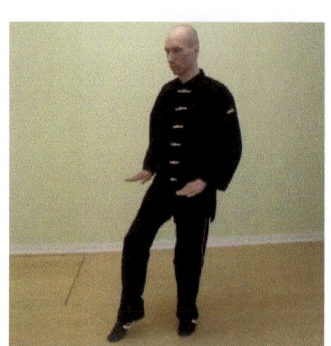

199

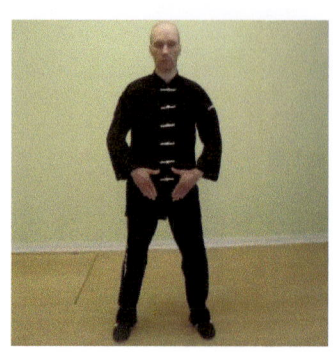

200

Zum <u>dritten</u> und letzten Mal setzen wir die komplette Sohle des rechten Fußes auf und schieben unser Gewicht nach vorne in die rechte Bogenstellung (Bild 197). Dabei **atmen** wir mit Bildung des Lautes "Chui" **aus**. Wir drehen den Oberkörper in der Hüfte maximal nach links ein, verlagern das Gewicht auf das hintere, linke Bein, strecken das rechte Bein und heben die rechte Fußspitze an (Bild 198). Wir drehen dann den Oberkörper wieder nach rechts. Abschließend ziehen wir den rechten Fuß in den Parallelstand zurück und unsere nun zu Tigermäulern (S. 15) geformten Hände bilden ein Dreieck vor unserem unteren Dantian (Bilder 199 – 200).

Wirkungsweisen

Die Bewegung "Berühren" (Mo) verbunden mit der Lautbildung "Chui" symbolisiert das Element Wasser und wirkt auf das Organ Nieren sowie die Nieren-Leitbahn. Jahreszeitlich wird die Übung dem Winter zugeordnet, leitet Hitze ab und beseitigt die Kälte.

Weitere Wirkungsweisen im Kurzüberblick:
- Stärkung von Yin und Yang
- Behandlung von Lenden- und Kniemüdigkeit, leichtem Frieren, kalten Extremitäten, Impotenz, Unfruchtbarkeit, Schwindel, Tinnitus, Zahnschmerzen, Halsschmerzen, Asthma, Rückenschmerzen, Gelbsucht, Herzklopfen, Schlaflosigkeit
- positiv bei Nervenschwäche, Herz- und Nierenerkrankungen sowie Problemen mit dem Blutdruck (in beide Richtungen)

Beim Ausatmen mit Lautbildung leiten wir in unserer Vorstellung trübes Qi aus den Nieren und dem Bauchbereich zu den Lenden, weiter durch die Nieren-Leitbahnen an der inneren Hinterseite der Oberschenkel bis in die Fußsohlen (Yongquan-Punkte) und von dort in den Boden ab.
Beim Einatmen nehmen wir auf dem selben Wege nur in umgekehrter Richtung frisches Qi durch die Fußsohlen über die Nieren-Leitbahnen in die Nieren auf.

3.1.6. Abschlussübung, Element: Feuer, Laut: Xi

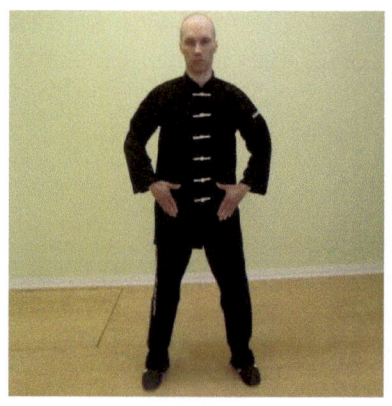 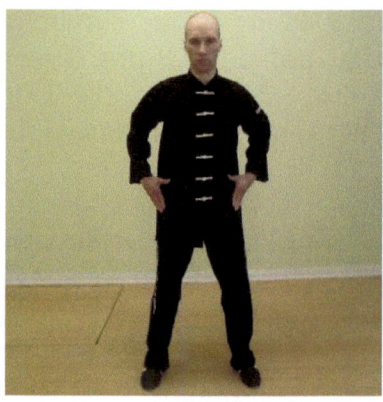

201   202

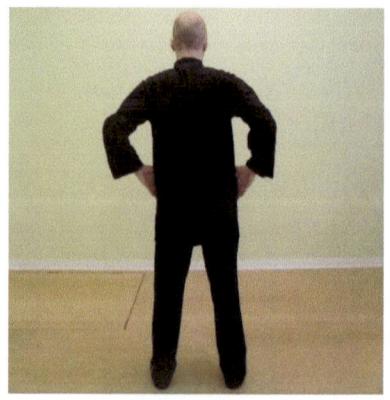 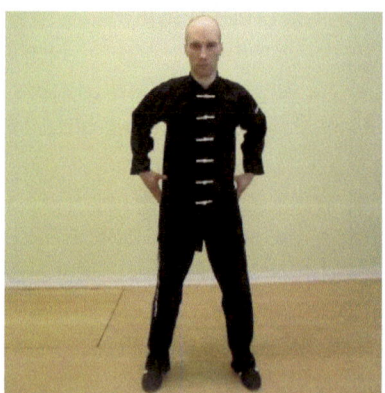

203   rückwärtige Ans. von 202   204

Wir starten aus der Position des Bildes 200 und führen unsere zu Tigermäulern geformten Hände vom unteren Dantian entlang des Gürtelgefäßes (Dai Mai) horizontal nach außen und dann weiter nach hinten.

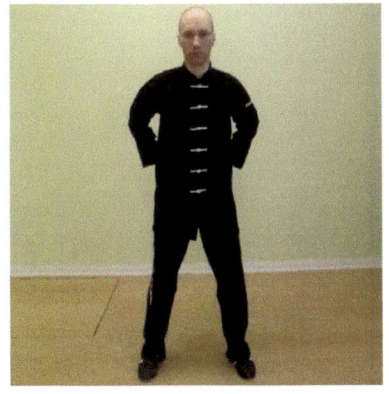
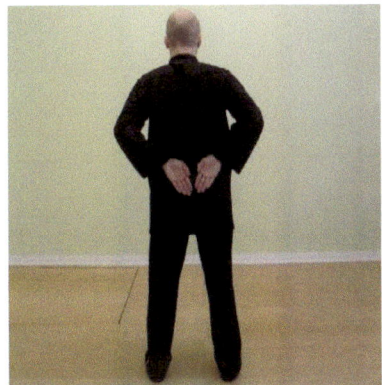

205   206 rückwärtige Ans. von 205

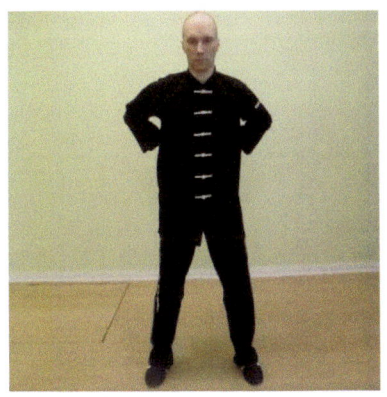
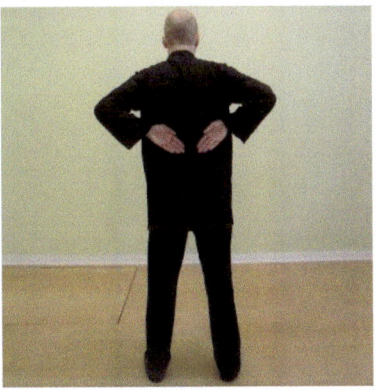

207   208 rückwärtige Ans. von 207

Wir legen die Hände mit den Handrücken links und rechts der Lendenwirbelsäule und nach unten zeigenden Fingern ab (Bilder 205 + 206) und ziehen sie dann weiter nach oben (Bilder 207 + 208), indem wir die Ellenbogengelenke beugen.

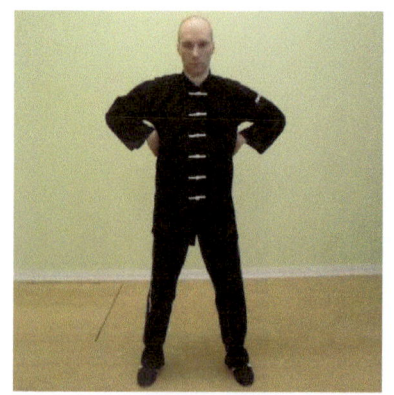
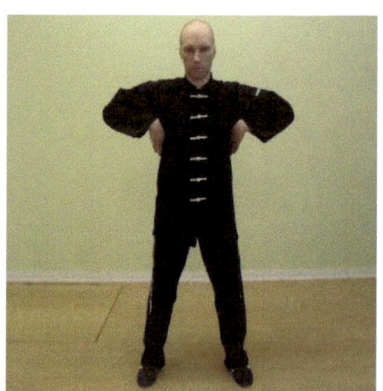

209   210

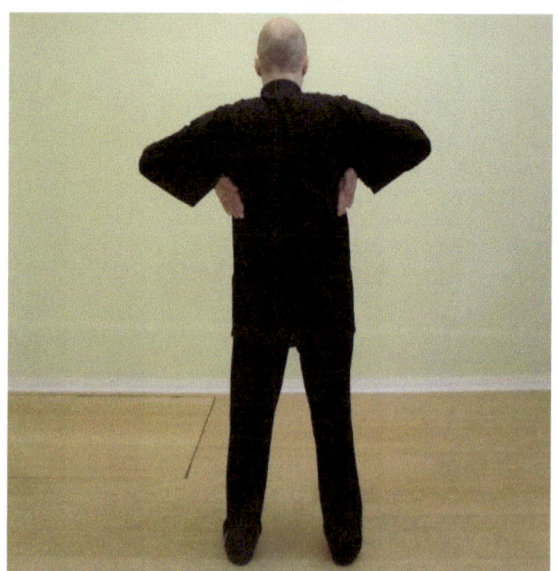

211   rückwärtige Ansicht von Bild 210

Haben wir die Hände entlang der Wirbelsäule maximal nach oben geführt, ziehen wir sie unter den Achseln hervor nach vorne.

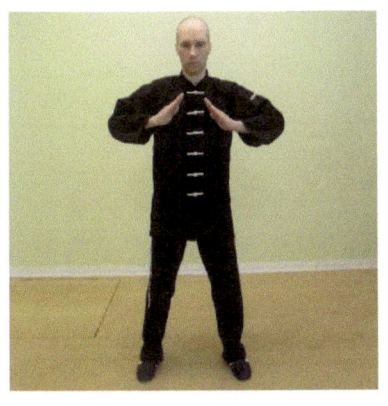
212

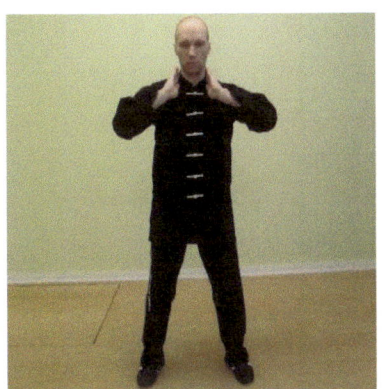
213

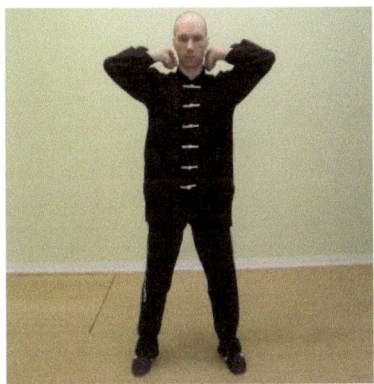
214

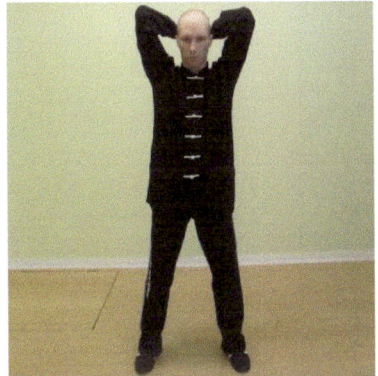
215

Wir bewegen die Handinnenflächen vor unserem Körper aufeinander zu (Bild 212), führen die Hände weiter nach oben (Bild 213), links und rechts an unserem Hals vorbei nach hinten (Bild 214) und hinter unserem Kopf zusammen (Bild 215), bis sie sich berühren.

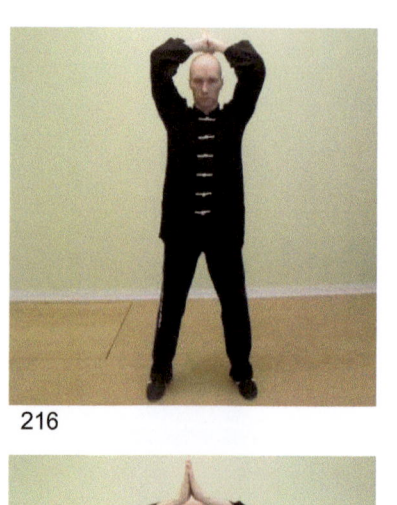

216

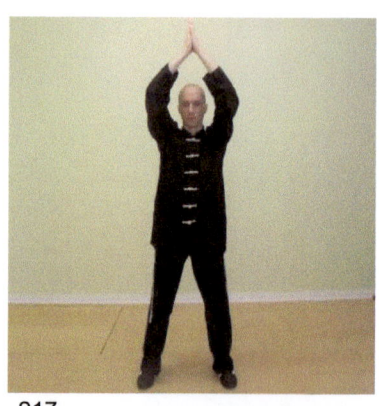

217

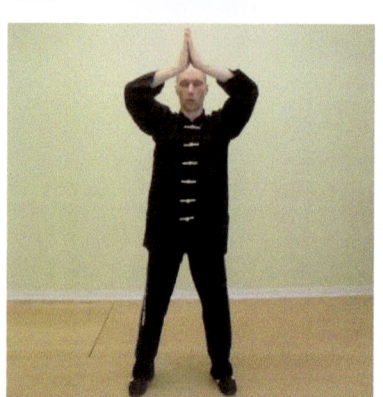

218

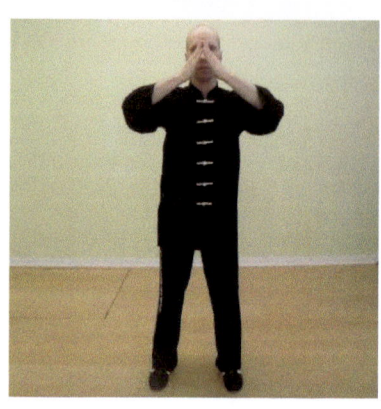

219

Wir heben die sich mit den Innenflächen berührenden
Hände über unserem Kopf an, wobei am höchsten Punkt
die **Einatmungsphase** endet (Bild 217). Dann lassen wir
sie vor unserem Körper sinken und **atmen** dabei mit der
Lautbildung "Xi" **aus**. Der Laut "Xi" wird wie die Silbe
"chie" des Wortes "Hierarchie" ausgesprochen. Vor
unserem Gesicht beginnen wir damit, die Hände
voneinander zu trennen (Bild 219).

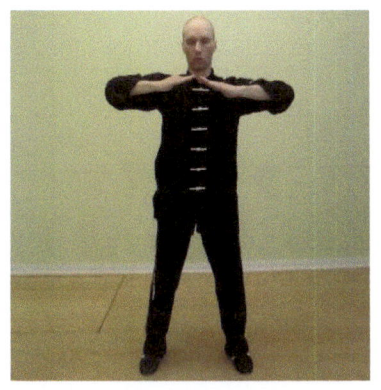 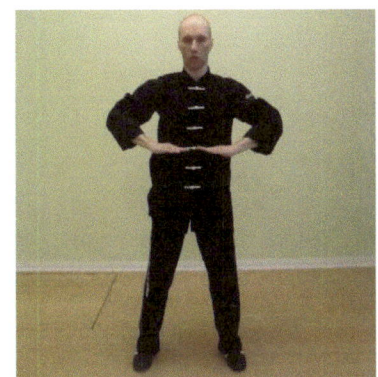

220 221

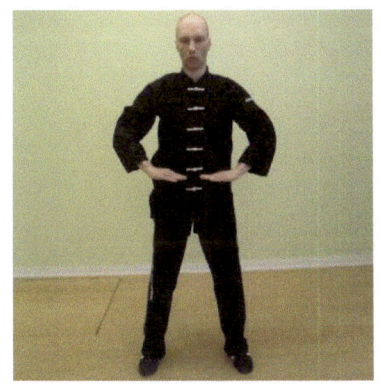 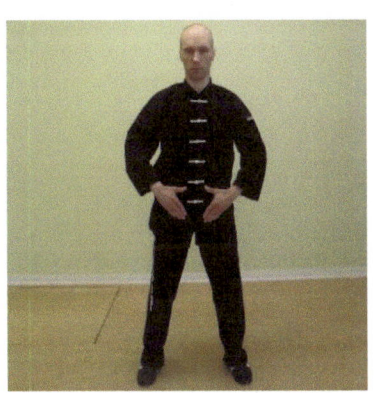

222 223

Die Hände werden unter fortgesetzter **Ausatmung** weiter auseinander gezogen, bis die Innenflächen n. unten und die Fingerspitzen aufeinander zeigen. Wir drücken die Hände weiter nach unten und führen so das Qi durch den Mittelkanal in das untere Dantian. Sind unsere Hände ebenfalls dort angekommen, werden sie zu Tigermäulern und bilden erneut das bereits bekannte Dreieck vor unserem Energiezentrum. Die Übungsabfolge der Bilder 200 bis 223 wird dann noch <u>zwei</u> Mal wiederholt.

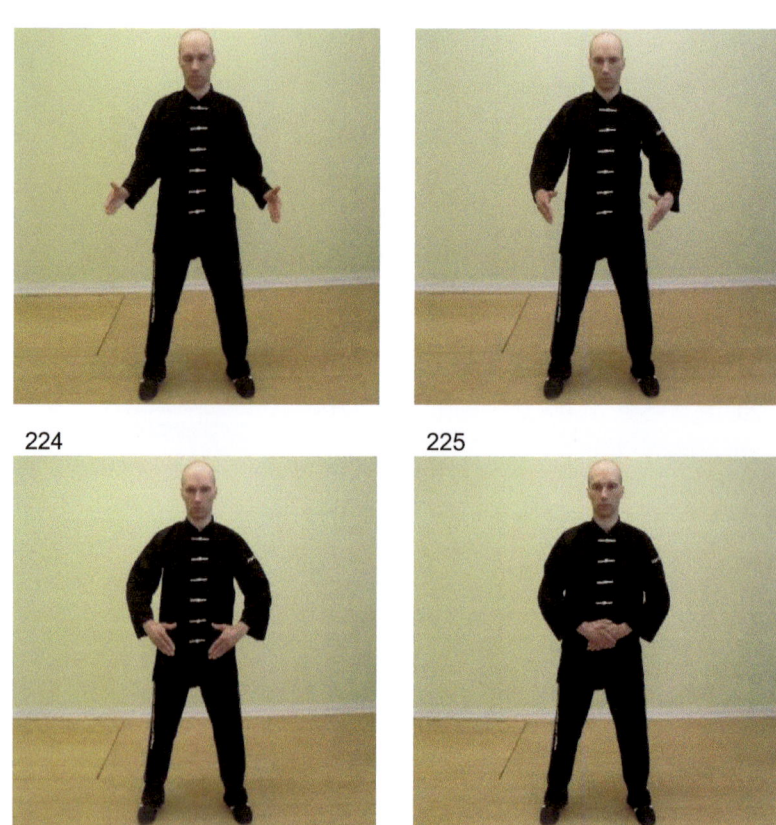

224   225

226   227

Haben wir die Übung mit der Lautbildung "Xi" insgesamt
<u>drei</u> Mal wiederholt und sind bei der Position des Bildes
223 angekommen, drehen wir die Hände jeweils nach
außen, klappen sie dann vor den Körper mit auf uns
zeigenden Innenflächen und führen sie langsam mit
geöffneten „Tigermäulern" aufeinander zu. Sie werden
ineinander verschränkt und zusammen übereinander auf
den Bauchnabel gelegt. Die Achseln bleiben frei, als
wenn jeweils ein kleiner Vogel darin nisten würde.

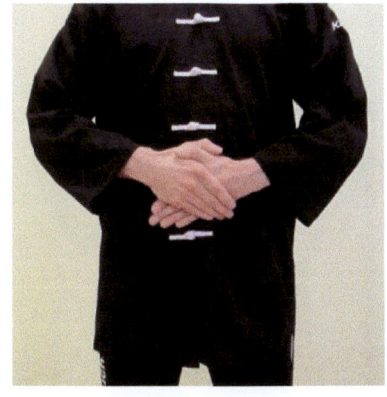 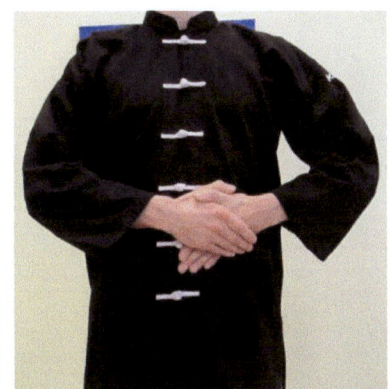

228 Nahaufnahme von Bild 227   229

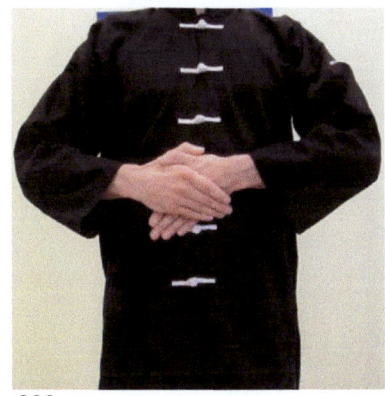 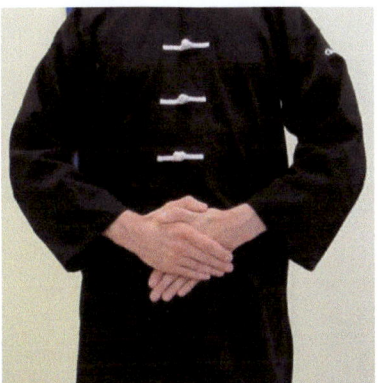

230   231

Wir kreisen <u>sechs</u> Mal unsere Hände unter Kontakthaltung mit unserem Körper im Uhrzeigersinn um den Bauchnabel und massieren so unser Energiezentrum, das „untere Dantian". Die übrige Körperhaltung wird nicht verändert. Die **Atmung** wird nicht vorgeschrieben, sondern erfolgt **„natürlich"**.

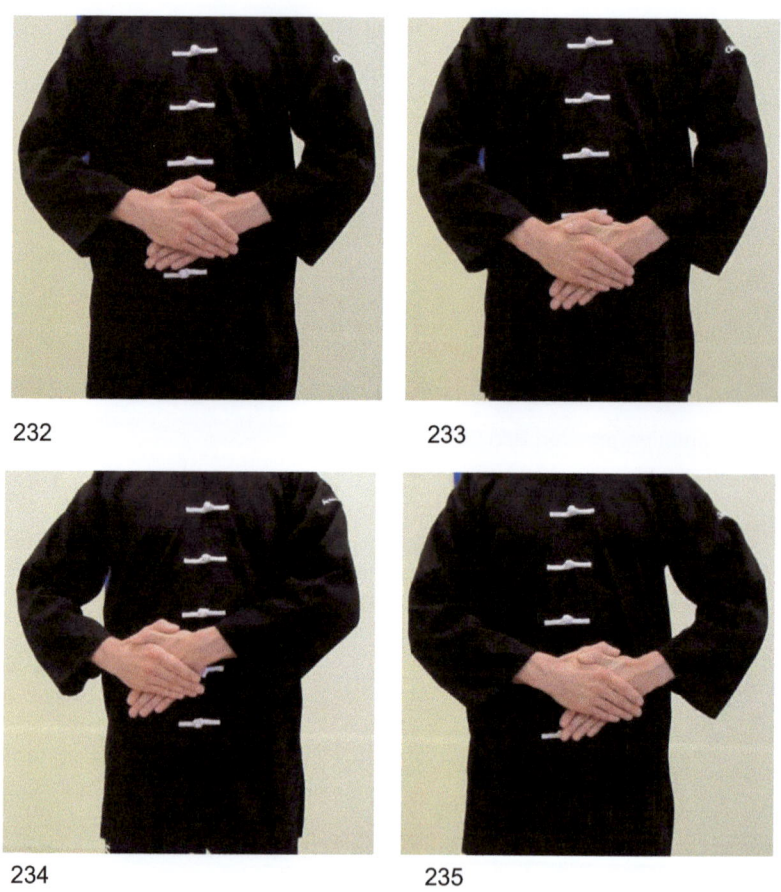

232 233

234 235

Nun kreisen die Hände <u>sechs</u> Mal entgegen dem Uhrzeigersinn um den Bauchnabel. Der Körper soll sich entspannen und die Konzentration liegt auf den kreisenden Bewegungen und dem unteren Dantian, in dem wir unser Qi sammeln und speichern.

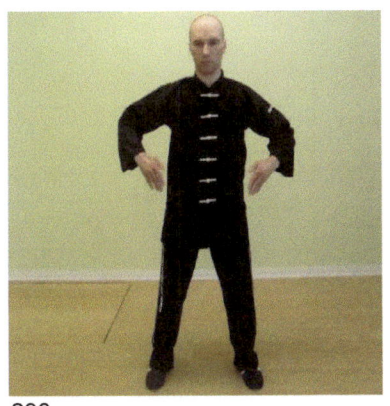
236

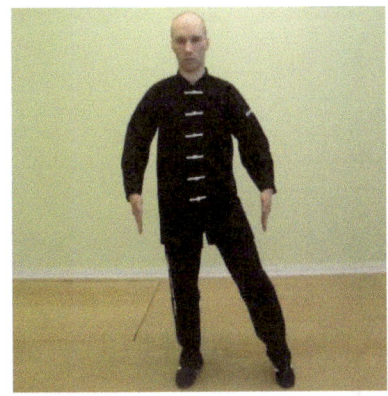
237

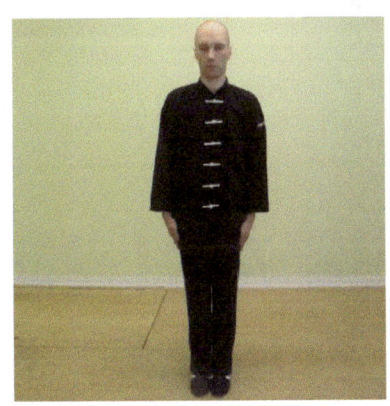
238

239

Die Hände lösen sich aus ihrer Verschränkung und werden rechts und links an die Körperaußenseiten gebracht, während wir unser Gewicht auf das rechte Bein verlagern. Der linke, entlastete Fuß rollt von der Ferse beginnend auf den Ballen hoch, wird angehoben, dicht neben das rechte Standbein gesetzt und belastet. Wir befinden uns sodann wieder in der Ausgangsstellung (gemäß Bild 6, Seite 16). Die Übung ist beendet.

Wirkungsweisen

Die Abschlussübung (Shou) verbunden mit der Lautbildung "Xi" wirkt auf die 3-Wärme-Leitbahn (auch dreifacher Erwärmer genannt). Jahreszeitlich wird die Übung allen Jahreszeiten zugeordnet.

Das Qi wird gedanklich in den Du- und Ren-Leitbahnen im kleinen Kreislauf beim Einatmen hinten hinauf und beim Ausatmen vorne hinunter geleitet.
Der Du-Mai verläuft am Rücken entlang der Wirbelsäule.
Der Ren-Mai verläuft entlang der vorderen Körpermitte.

Die Durchführung der Selbstmassage des Bauchnabelbereiches mit dem unteren Dantian (Bilder 228 bis 235) soll die Gesamtübung abschließen und uns in den Normalzustand zurückführen, bevor wir als Endposition die Ausgangsstellung wieder einnehmen (Bild 239).

3.2. Mit Richtungswechsel

Die bereits dargestellten einzelnen Übungen mit Lautbildung bleiben gleich. Bewegten wir uns zuvor jedoch mit den Schritten zwischen den Übungen auf der Stelle lediglich vor und wieder zurück, so gehen wir nun vorwärts und vollziehen sogar Richtungsänderungen.

Wir beginnen mit der ersten Übung mit der Ausrichtung nach Osten und wenden uns für die zweite Übung nach Süden. Haben wir die zweite Übung noch mit einem Schritt nach schräg-links-vorne bzw. schräg-rechts-vorne mit Gesamtausrichtung Süden absolviert, so stehen wir in der dritten Übung frontal nach Süden ausgerichtet und vollziehen keine (Schräg-)Schritte. Daher wird diese Himmelrichtung mit Mittel (Süd) bezeichnet. In der vierten Übung richten wir uns nach Westen. Es geht weiter mit der fünften Übung nach Norden. Auf dem Weg zur Abschlussübung überspringen wir die Richtung Osten und schließen die Gesamtübung mit der Ausrichtung nach Süden ab.

3.2.1. Bewegung: Schieben, Element: Holz, Laut: Xu, Himmelsrichtung: Osten

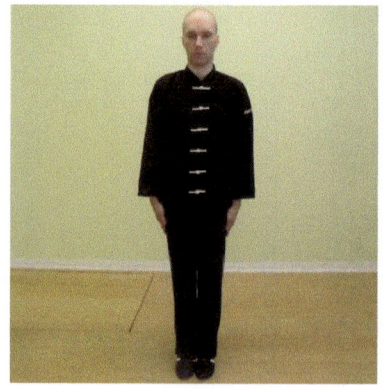

240

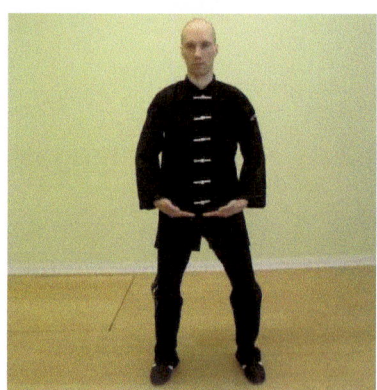

241

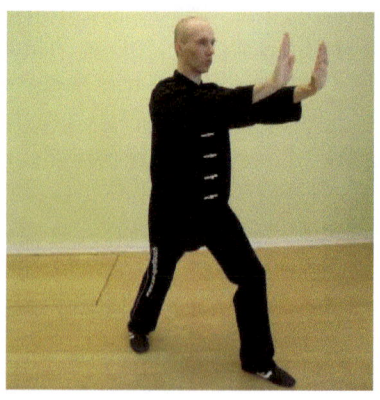

242

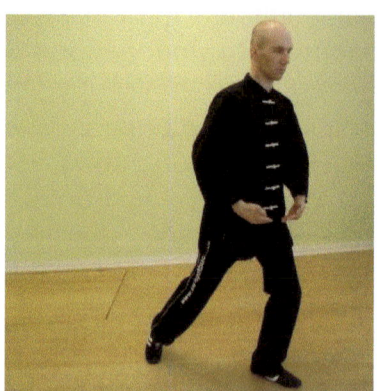

243

Wir starten in der Ausgangsstellung, begeben uns zunächst in die Neutralstellung, dann in die abgesenkte Neutralstellung und beginnen die Übung mit Lautbildung "Xu", indem wir uns in die linke Bogenstellung begeben. Die Übung "Xu" wird <u>drei</u> Mal ausgeführt, bevor wir das hintere Bein nach vorne in den Parallelstand ziehen.

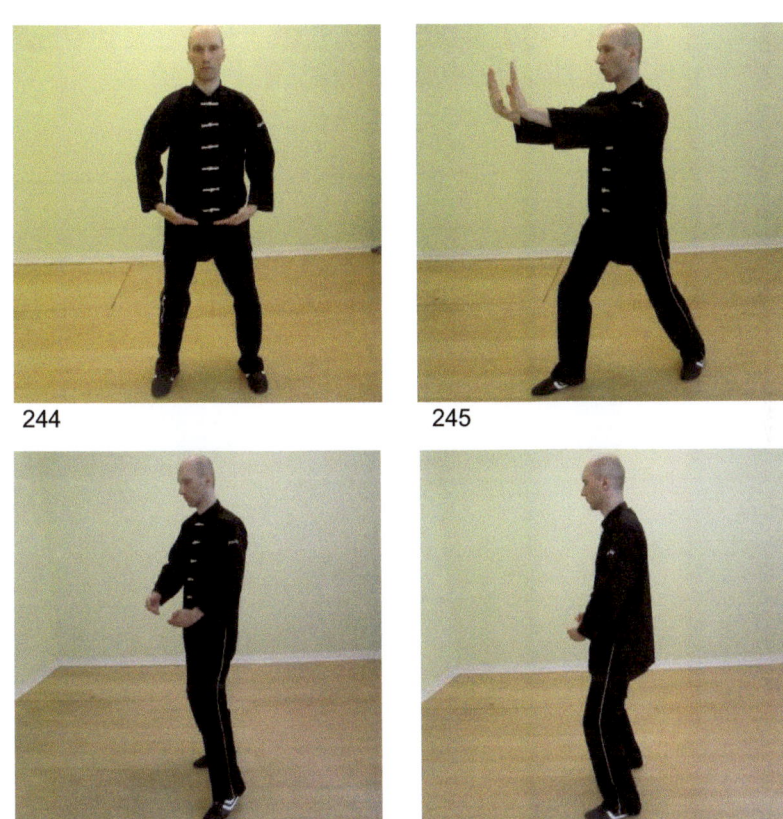

244   245

246   247

Aus der abgesenkten Neutralstellung vollführen wir nun die Übung mit Lautbildung "Xu", indem wir uns nach schräg-vorne in die rechte Bogenstellung begeben. Auch hier gibt es insgesamt <u>drei</u> Wiederholungen. Dann verlagern wir das Gewicht auf das vordere Bein, schwingen unser linkes Bein in den Parallelstand in die abgesenkte Neutralstellung herum, bis wir unsere Ausrichtung um 90° nach rechts verändert haben. Dies war unser erster Richtungswechsel v. Osten nach Süden.

3.2.2. Bewegung: Glattstreichen, Element: Feuer, Laut: He, Himmelsrichtung: Süden

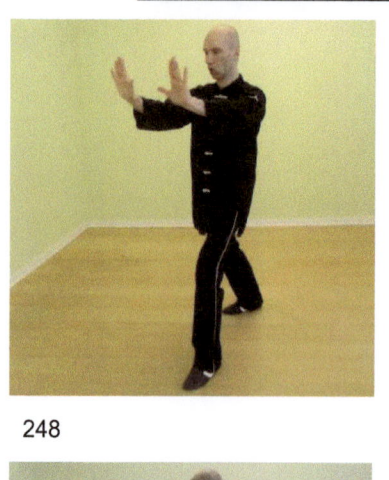

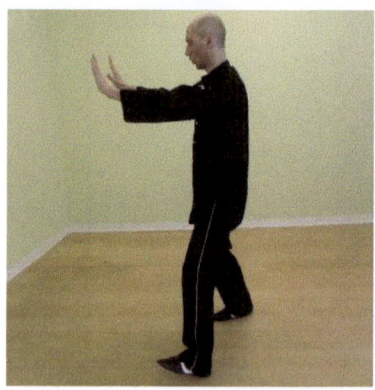

248   249

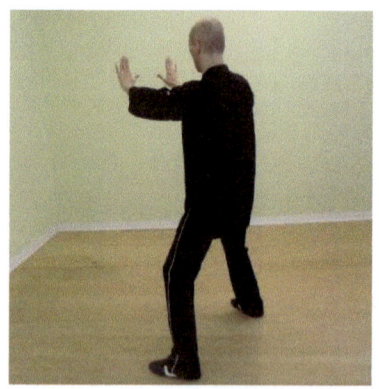

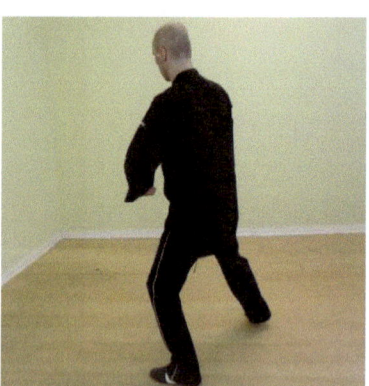

250   251

Wir leiten den ersten Teil der Übung mit Lautbildung "He" ein, indem wir einen Schritt nach schräg-vorne in die linke Bogenstellung gehen. Dann das bereits bekannte "Glattstreichen" nach rechts mit insgesamt <u>drei</u> Wiederholungen. Dann Gewichtsverlagerung nach vorne und wir ziehen den rechten Fuß in den Parallelstand.

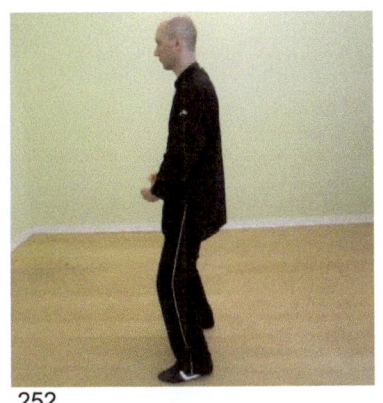
252

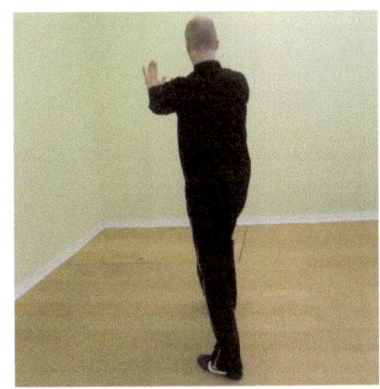
253

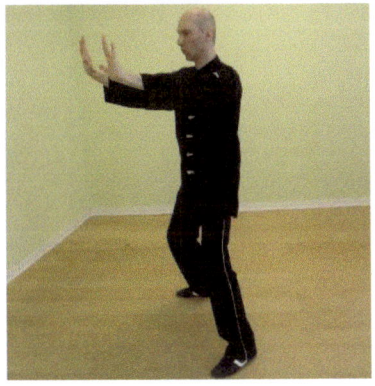
254

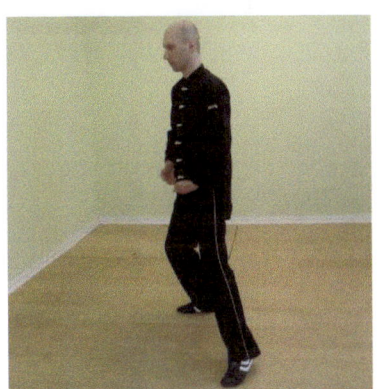
255

Aus der abgesenkten Neutralstellung starten wir den zweiten Teil der Übung mit Lautbildung "He", indem wir nun einen Schritt nach schräg-vorne in die rechte Bogenstellung gehen. Dann das bereits bekannte "Glattstreichen" nach links mit insgesamt <u>drei</u> Wiederholungen. Dann verlagern wir das Gewicht nach rechts und ziehen den linken Fuß dicht an das Standbein heran. Die Hände werden mit den Innenflächen nach oben vor das untere Dantian gebracht.

3.2.3.   Bewegung: Wolken, Element: Erde, Laut: Hu, Himmelsrichtung: Mittel (Süd)

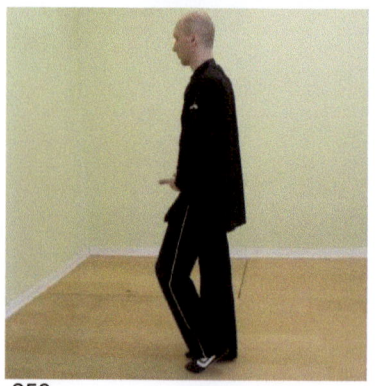

256

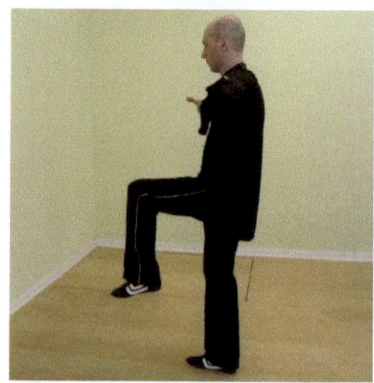

257

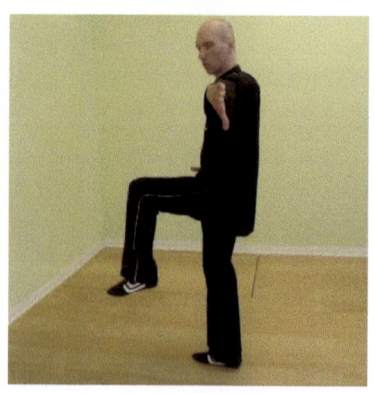

258

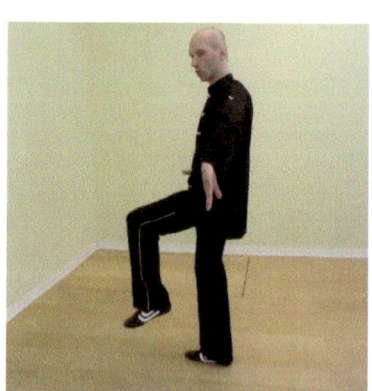

259

Unsere Hände formen vor dem unteren Dantian mit den Innenflächen immer noch nach oben Tigermäuler. Wir heben das linke Bein und das linke Tigermaul zeitgleich an und **atmen** dabei **ein**. Wir strecken das linke Ellenbogengelenk und senken Hand und Bein mit **Ausatmung** und Lautbildung "Hu" wieder ab. Der Blick folgt der Handbewegung.

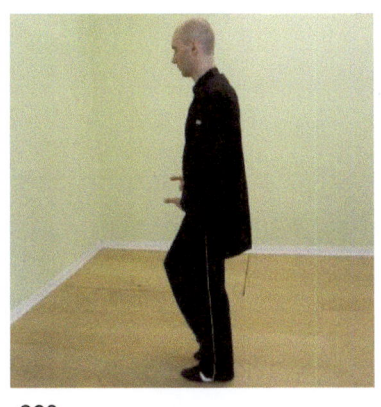
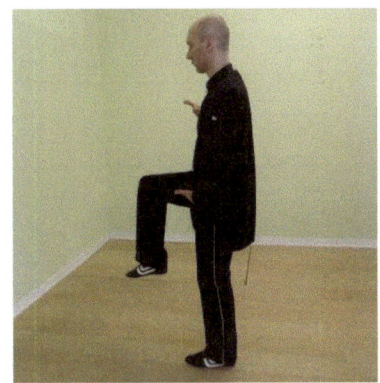

260

261

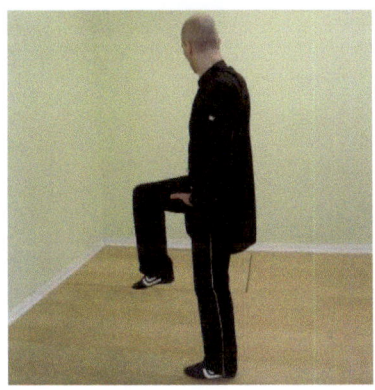
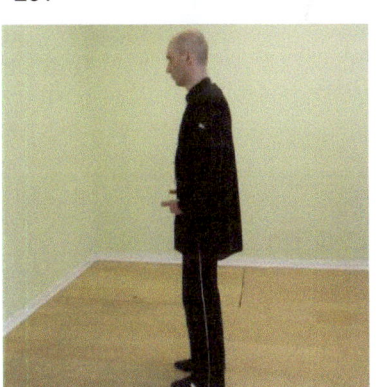

262

263

Wir wechseln das Standbein (Bild 260), heben nun das rechte Bein und das rechte Tigermaul zeitgleich an und **atmen** dabei **ein** (Bild 261). Wir strecken das rechte Ellenbogengelenk und senken Hand und Bein mit **Ausatmung** und Lautbildung "Hu" wieder ab. Der Blick folgt der Handbewegung. Die Übung wird zu beiden Seiten insgesamt jeweils <u>drei</u> Mal wiederholt. Zum Schluss stellen wir den rechten Fuß neben das linke Standbein und belasten beide Beine gleichmäßig (263).

3.2.4. Bewegung: Kneten, Element: Metall, Laut: Si, Himmelsrichtung: Westen

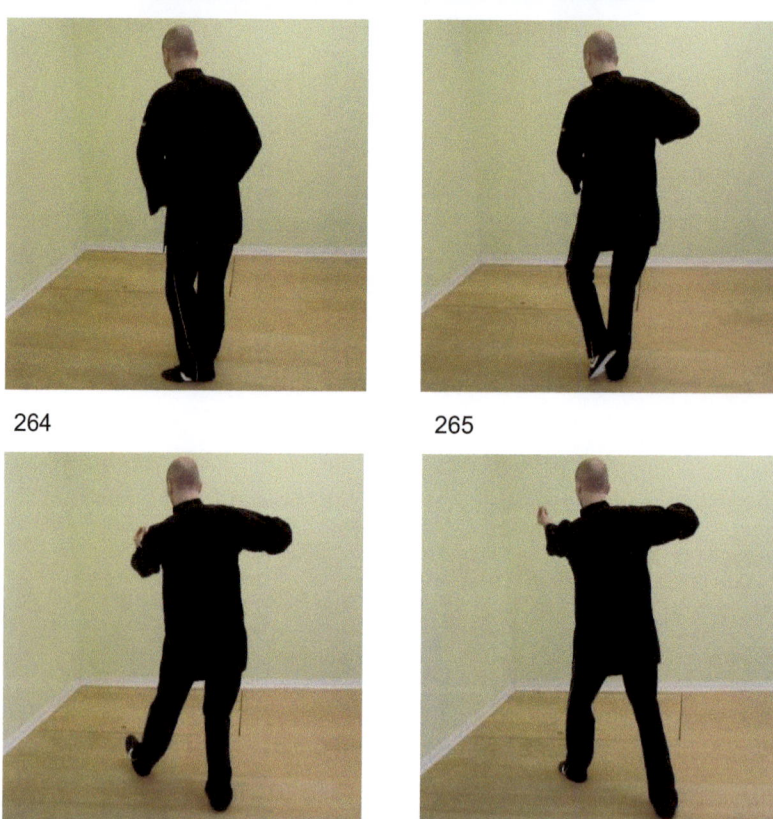

264

265

266

267

Wir drehen unseren Oberkörper und unseren rechten Fuß nach rechts, belasten diesen und gehen mit dem linken Fuß einen Schritt vor in die linke Bogenstellung. Damit haben wir in unserer Gesamtausrichtung einen erneuten Richtungswechsel vollzogen. Unsere Hände bilden Hakenhände/Pflaumenblüten. Beim Vorstrecken des linken Armes **atmen** wir mit Lautbildung "Si" **aus**.

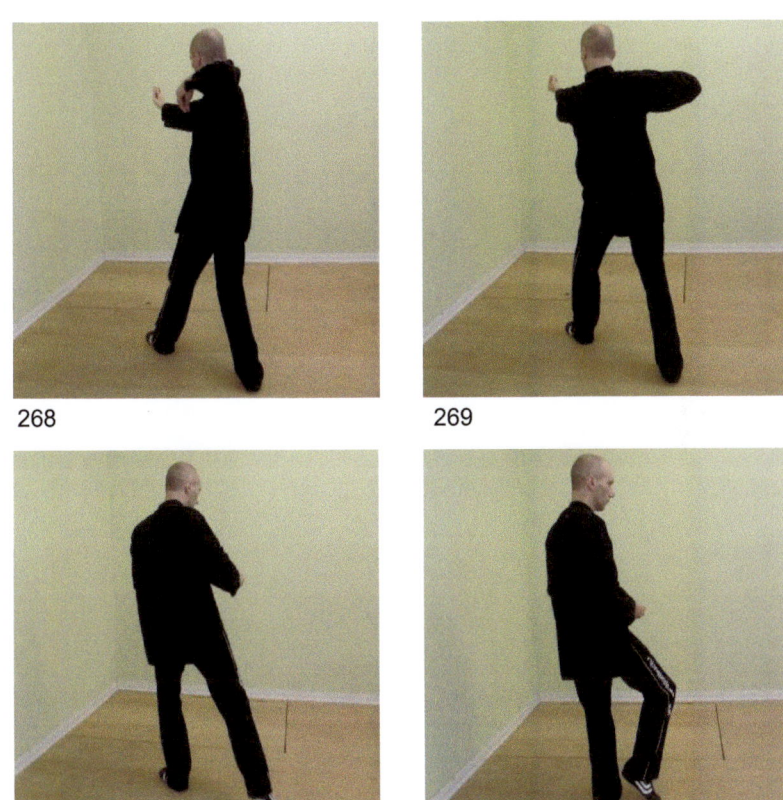

268

269

270

271

Wir leiten die gegensätzliche Armbewegung ein, verlagern das Gewicht auf das hintere Bein und **atmen ein** (Bild 268). Dann erneute Armwechselbewegung sowie Gewichtsverlagerung nach vorne in die Bogenstellung mit **Ausatmung** und Lautbildung (Bild 269). Wir führen dies insgesamt <u>drei</u> Mal durch, lassen dann die Hände sinken, belasten den vorderen Fuß (Bild 270), steppen mit dem rechten Fuß an das Standbein heran und drehen uns nach rechts (Bild 271).

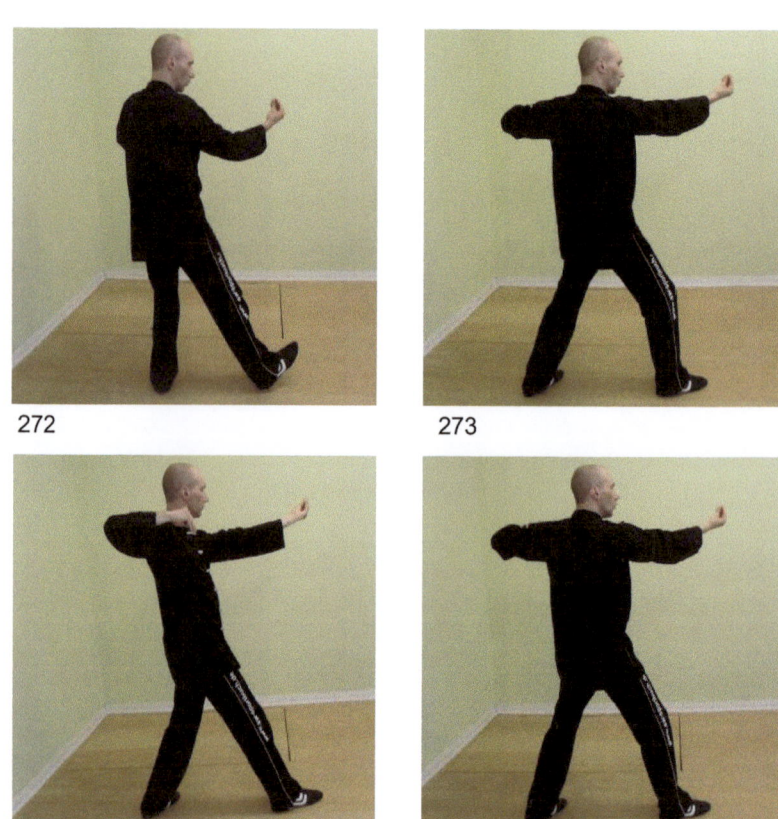

272

273

274

275

Wir gehen mit dem rechten Fuß einen Schritt vor in die rechte Bogenstellung. Beim Vorstrecken des rechten Armes **atmen** wir mit Lautbildung "Si" **aus**. (B. 272 - 273) Wir leiten die gegensätzliche Armbewegung ein, verlagern das Gewicht auf das hintere Bein und **atmen ein** (Bild 274). Dann erneute Armwechselbewegung sowie Gewichtsverlagerung nach vorne in die Bogenstellung mit **Ausatmung** und Lautbildung (Bild 275). Wir führen dies insgesamt <u>drei</u> Mal durch.

3.2.5. Bewegung: Berühren, Element: Wasser, Laut: Chui, Himmelsrichtung: Norden

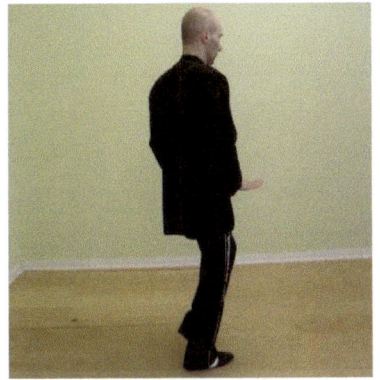

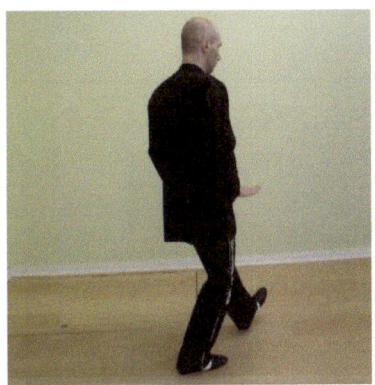

276   277

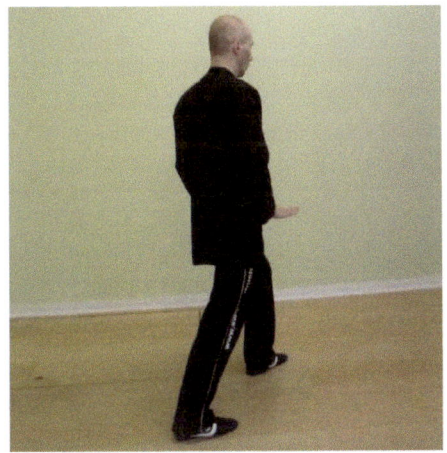

278

Wir verlagern das Körpergewicht auf das rechte Bein und steppen mit dem linken Fuß an das Standbein heran (Bild 276). Die nun aufgestellten Hände befinden sich als "Weidenblätter" links und rechts dicht neben der Hüfte. Die Finger zeigen nach vorne und die Innenflächen nach unten. Unter **Ausatmung** mit Bildung des Lautes "Chui" gehen wir mit dem linken Fuß einen Schritt nach vorne in die linke Bogenstellung. Damit haben wir in unserer Gesamtausrichtung einen erneuten Richtungswechsel n. Norden vollzogen (Bilder 277- 278).

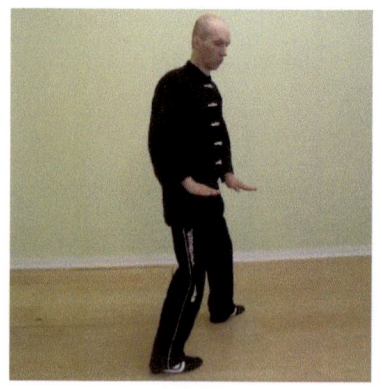
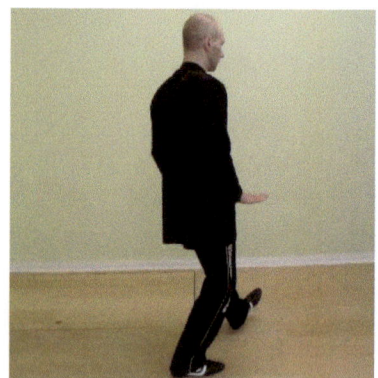

279   280

Unter Fortsetzung der **Ausatmung** mit Lautbildung drehen wir den Oberkörper in der Hüfte maximal nach rechts ein (Bild 279), verlagern das Gewicht auf das hintere, rechte Bein, strecken das linke Bein und heben die linke Fußspitze an. Wir drehen dann den Oberkörper wieder nach links und **atmen ein** (Bild 280). Die Hände folgen den Oberkörpereindrehbewegungen an der Hüfte verbleibend.

Die Bewegung der Bilder 277 bis 280 wird insgesamt <u>drei</u> Mal wiederholt.

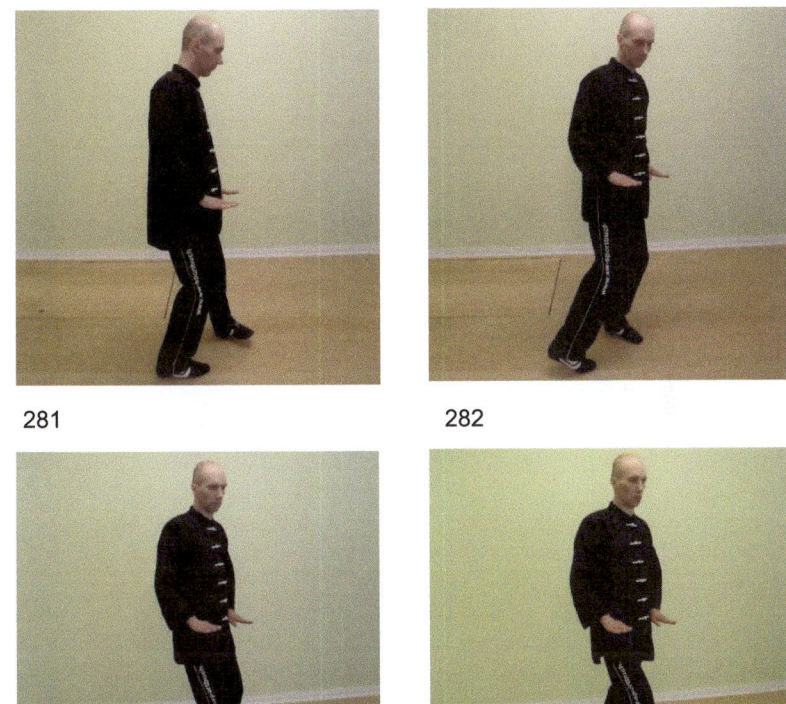

281 282

283 284

Wir drehen den linken Fuß auf dem Drehpunkt Ferse mit der Spitze nach rechts-innen (Bild 281), belasten ihn (Bild 282) und gehen dann mit dem rechten Fuß unter **Ausatmung** und mit der Lautbildung "Chui" nach vorne in die rechte Bogenstellung (Bilder 283 bis 285).

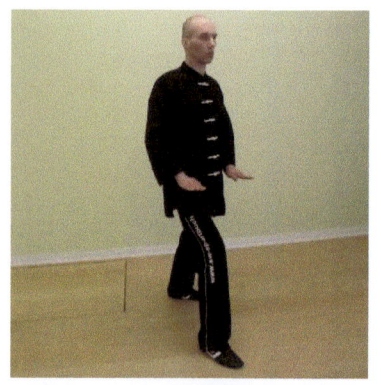

285

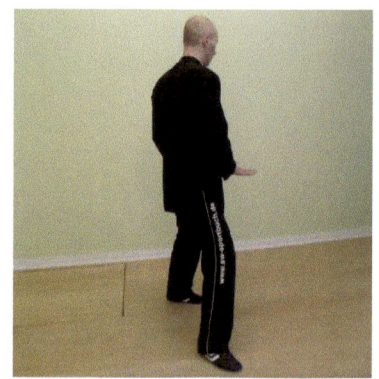

286

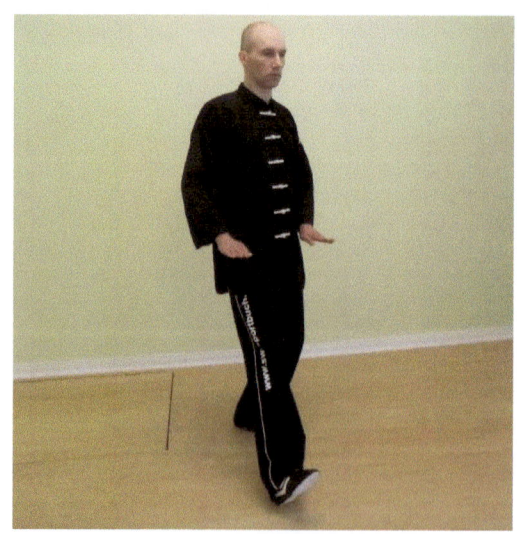

287

Unter Fortsetzung der **Ausatmung** mit Lautbildung drehen wir den Oberkörper in der Hüfte maximal nach links ein (Bild 286), verlagern das Gewicht auf das hintere, linke Bein, strecken das rechte Bein und heben die rechte Fußspitze an. Wir drehen dann den Oberkörper wieder nach rechts und **atmen ein**. Die Hände folgen den Oberkörpereindrehbewegungen an der Hüfte verbleibend. Die Bewegung der Bilder 283 bis 287 wird insgesamt <u>drei</u> Mal wiederholt.

3.2.6. Abschlussübung, Element: Feuer, Laut: Xi, Himmelsrichtung: Süden

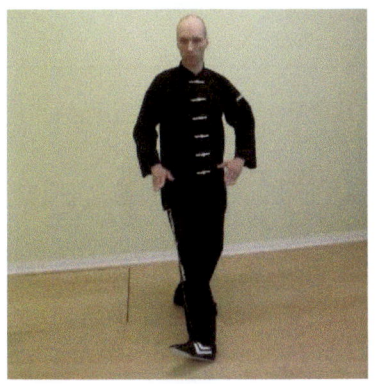
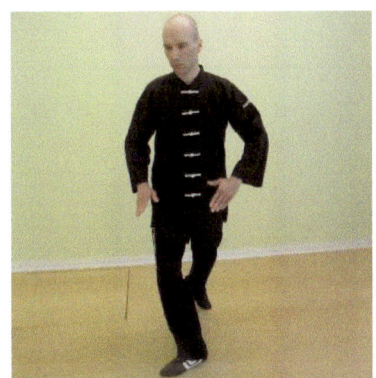

288   289

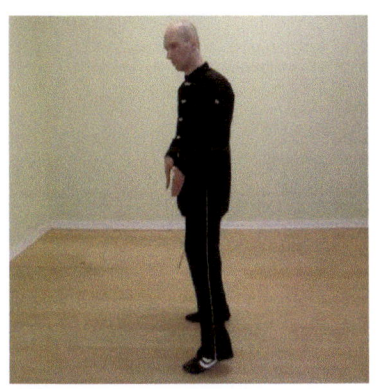
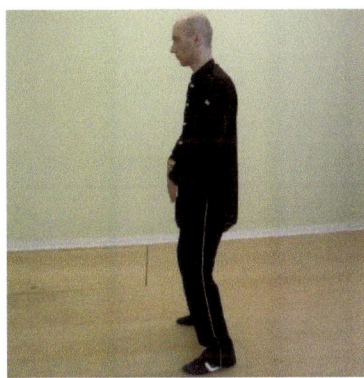

290   291

Wir nehmen wieder einen Richtungswechsel vor, wobei wir diesmal eine Richtung überspringen. Wir drehen die rechte Fußspitze auf dem Drehpunkt Ferse nach rechts-außen (Bild 288), belasten den Fuß (Bild 289) und schwingen das hintere, linke Bein in den Parallelstand herum (Bilder 290 – 291). Die zu Tigermäulern geformten Hände bilden ein Dreieck vor dem unteren Dantian.

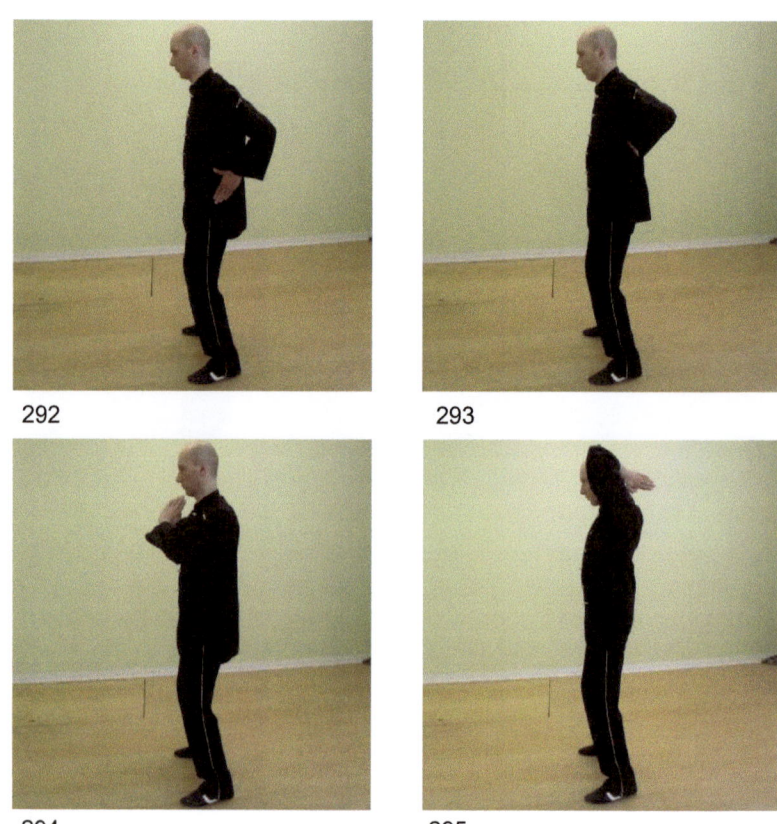

292   293

294   295

Wir führen unsere Hände entlang des Gürtelgefäßes nach hinten, legen sie mit den Rücken links und rechts der Lendenwirbelsäule ab und ziehen sie dann weiter nach oben. Haben wir die Hände entlang der Wirbelsäule maximal nach oben geführt, ziehen wir sie unter den Achseln hervor. Wir bewegen die Handinnenflächen vor unserem Körper aufeinander zu (Bild 294), führen die Hände weiter nach oben, links und rechts an unserem Hals vorbei nach hinten und hinter unserem Kopf zusammen (Bild 295), bis sie sich berühren.

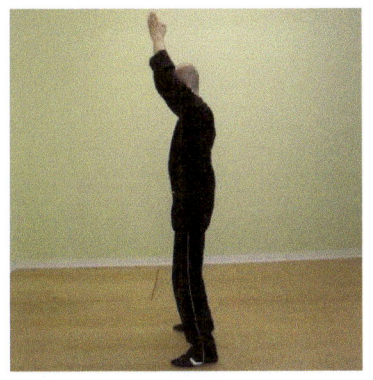

296

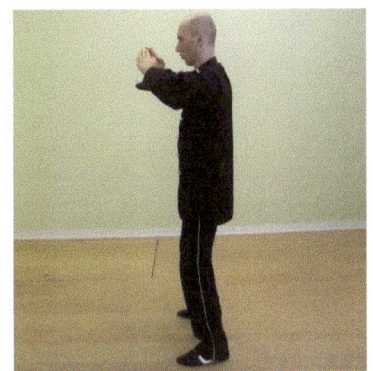

297

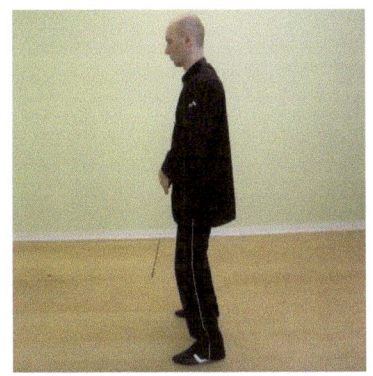

298

Wir heben die sich mit den Innenflächen berührenden Hände über unserem Kopf an, wobei am höchsten Punkt die **Einatmungsphase** endet (Bild 296). Dann lassen wir sie vor unserem Körper sinken und **atmen** dabei mit der Lautbildung "Xi" **aus**. Vor unserem Gesicht beginnen wir damit, die Hände voneinander zu trennen (Bild 297). Die Hände werden unter fortgesetzter **Ausatmung** weiter auseinander gezogen, bis die Innenflächen nach unten und die Fingerspitzen aufeinander zeigen. Wir drücken die Hände weiter nach unten und führen so das Qi durch den Mittelkanal in das untere Dantian. Sind unsere Hände ebenfalls dort angekommen, werden sie zu Tigermäulern und bilden erneut das bereits bekannte Dreieck vor unserem Energiezentrum. Die Übungsabfolge der Bilder 291 bis 298 wird dann noch <u>zwei</u> Mal wiederholt.

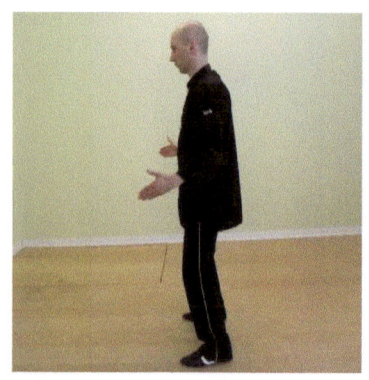
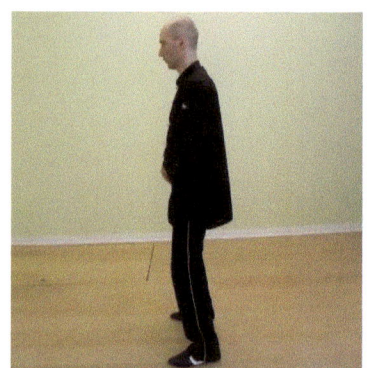

299   300

Haben wir die Übung mit der Lautbildung "Xi" insgesamt drei Mal wiederholt und sind bei der Position des Bildes 298 angekommen, drehen wir die Hände jeweils nach außen, klappen sie dann vor den Körper mit auf uns zeigenden Innenflächen und führen sie langsam mit geöffneten „Tigermäulern" aufeinander zu (Bild 299). Sie werden ineinander verschränkt und zusammen übereinander auf den Bauchnabel gelegt (Bild 300). Die Achseln bleiben frei, als wenn jeweils ein kleiner Vogel darin nisten würde.

Wir kreisen sechs Mal unsere Hände unter Kontakthaltung mit unserem Körper im Uhrzeigersinn um den Bauchnabel und massieren so unser Energiezentrum, das „untere Dantian". Die übrige Körperhaltung wird nicht verändert. Die **Atmung** wird nicht vorgeschrieben, sondern erfolgt „**natürlich**".
Danach kreisen die Hände sechs Mal entgegen dem Uhrzeigersinn um den Bauchnabel. Der Körper soll sich entspannen und die Konzentration liegt auf den kreisenden Bewegungen und dem unteren Dantian, in dem wir unser Qi sammeln und speichern.

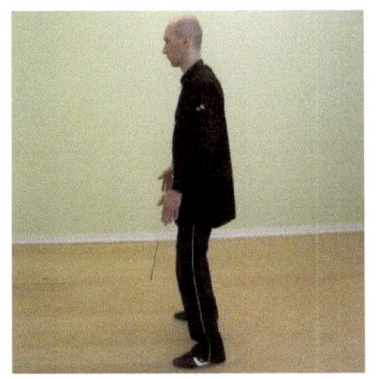

301

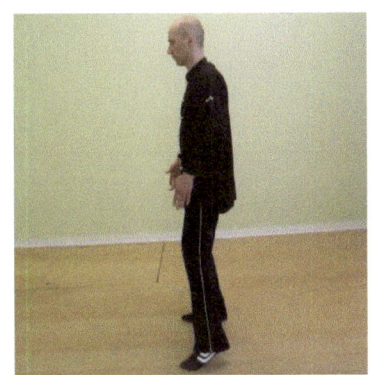

302

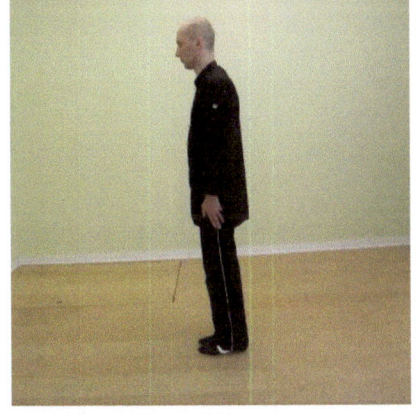

303

Die Hände lösen sich aus ihrer Verschränkung und werden rechts und links an die Körperaußenseiten gebracht (Bild 301). Wir verlagern unser Gewicht auf das rechte Bein (Bild 302). Der linke, entlastete Fuß rollt von der Ferse beginnend auf den Ballen hoch, wird angehoben, dicht neben das rechte Standbein gesetzt und belastet (Bild 303). Wir befinden uns sodann wieder in der Ausgangsstellung (gemäß Bild 6, Seite 16). Die Übung ist beendet.

4.   <u>**Buchempfehlungen**</u>

„Die 8 Brokate – Qigong by Stefan Wahle"

von
Stefan Wahle

ISBN 978-3-8391-9804-9

zu beziehen über den Buchhandel oder **www.amazon.de**

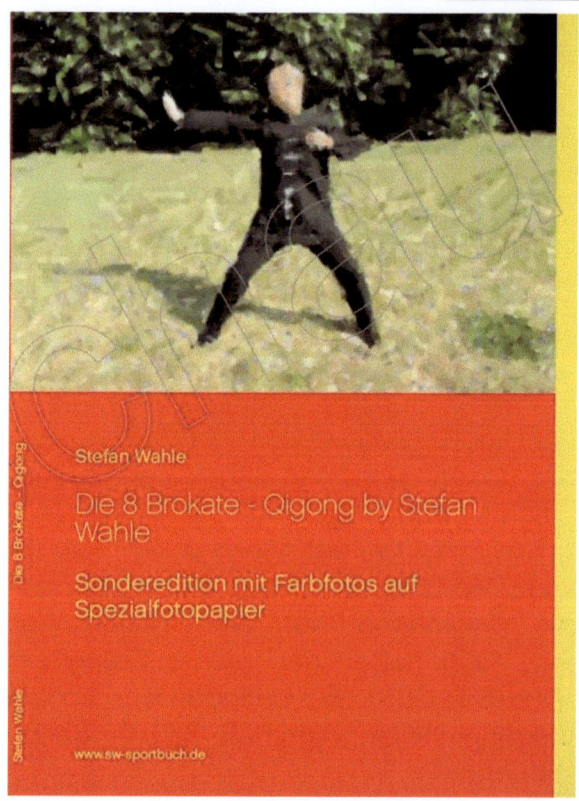

Die 8 Brokate werden mit über 150 Farbfotos auf Spezialfotopapier im Detail dargestellt. Jeder kleine Zwischenschritt dieser beliebten Qigong-Form ist erkennbar und auch für Anfänger nachvollziehbar. Ergänzt wird das Ganze durch ausführlich erklärende Texte. Der Autor ist Mitglied im Taijiquan & Qigong Netzwerk Deutschland e.V..

Paperback, 76 Seiten, über 150 Farb-Fotos

Verlag BoD Norderstedt

„Die 24er Pekingform Taijiquan by Stefan Wahle"

- Meditation in Bewegung -

ISBN 978-3-8423-8185-8

zu beziehen über den Buchhandel oder über
www.amazon.de

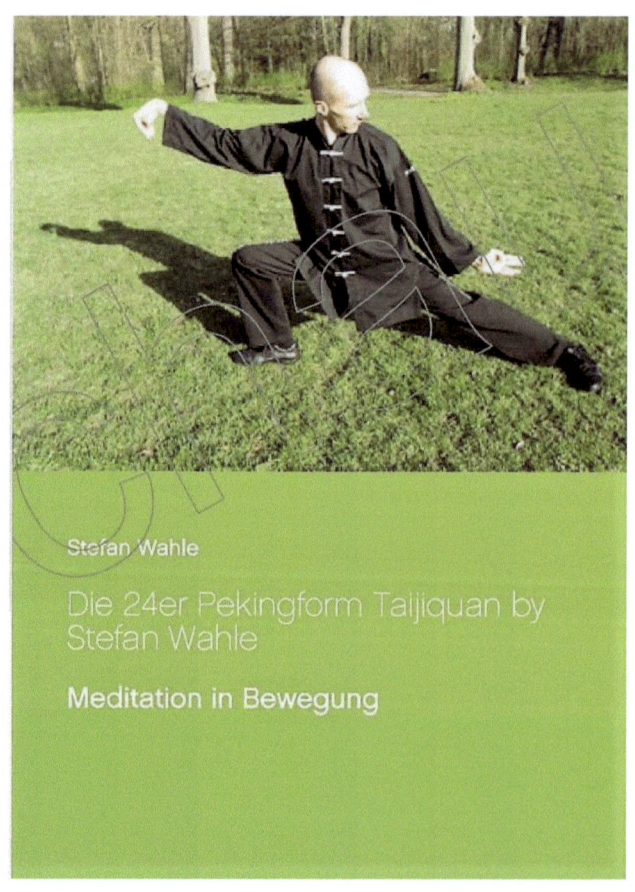

Die 24er Pekingform Taijiquan im Yang-Stil wird mit über 200 Fotos im Detail dargestellt. Jeder kleine Zwischenschritt dieser beliebten Taiji-Form ist erkennbar und auch für Anfänger nachvollziehbar. Ergänzt wird das Ganze durch ausführlich erklärende Texte. Die Pekingform ist ideal, um einen ersten Einstieg ins Taiji sowie Harmonie von Körper, Geist und Seele zu finden. Der Autor ist Mitglied im Taijiquan & Qigong Netzwerk Deutschland e.V..

Paperback, 108 Seiten, über 200 Fotos

Verlag BoD Norderstedt

„Das Spiel der 5 Tiere - Qigong by Stefan Wahle"

Sonderedition mit über 300 Farbfotos

ISBN 978-3-8423-8191-9

zu beziehen über den Buchhandel oder über
www.amazon.de

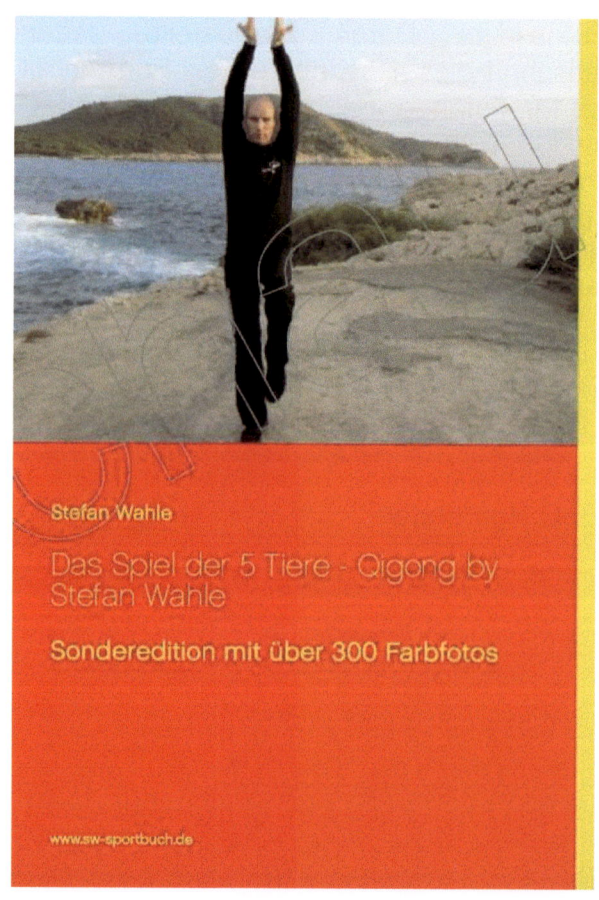

Das Spiel der 5 Tiere wird mit über 300 Farb-Fotos im Detail dargestellt. Jeder kleine Zwischenschritt dieser beliebten Qigong-Form ist erkennbar und auch für Anfänger nachvollziehbar. Ergänzt wird das Ganze durch ausführlich erklärende Texte. Dieses Buch ist ein offizielles Lehrbuch der Sawah® Qigong und Taijiquan Gesellschaft. Der Autor ist Mitglied im Taijiquan & Qigong Netzwerk Deutschland e.V..

Paperback, 116 Seiten, über 300 Farb-Fotos

Verlag BoD Norderstedt

„Konzept zur Durchführung eines krankenkassengeförderten Präventionskurses"

- Ein Trainerleitfaden -

ISBN 978-3-7347-4756-4

zu beziehen über den Buchhandel oder über
www.amazon.de

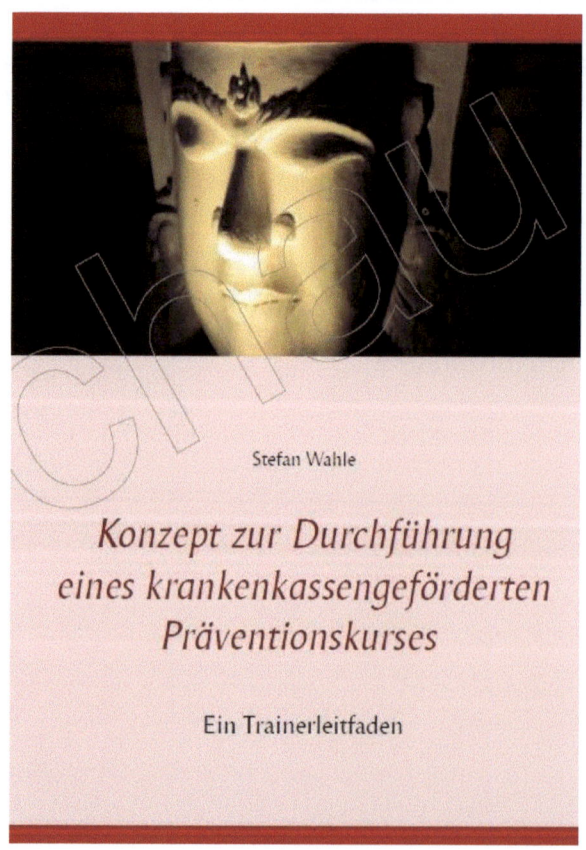

Stefan Wahle

Konzept zur Durchführung
eines krankenkassengeförderten
Präventionskurses

Ein Trainerleitfaden

Dieses Kurskonzept wurde ursprünglich für die BSA-Akademie für die Entspannungstrainer-ausbildung entwickelt und findet nun bei der Sawah® Qigong und Taijiquan Gesellschaft Anwendung. Es wurde ein krankenkassengeförderter, achtwöchiger Gesundheitskurs entwickelt, in dem beispielhaft eine Qigong-Form vermittelt werden soll. Das Konzept ist auch auf Yoga, Taijiquan oder progressive Relaxation übertragbar und beinhaltet alle konzeptionellen Voraussetzungen für eine Krankenkassenanerkennung als Präventionsangebot.

Der Autor ist Mitglied im Taijiquan & Qigong Netzwerk Deutschland e.V..

Paperback, 60 Seiten, viele Fotos

Verlag BoD Norderstedt

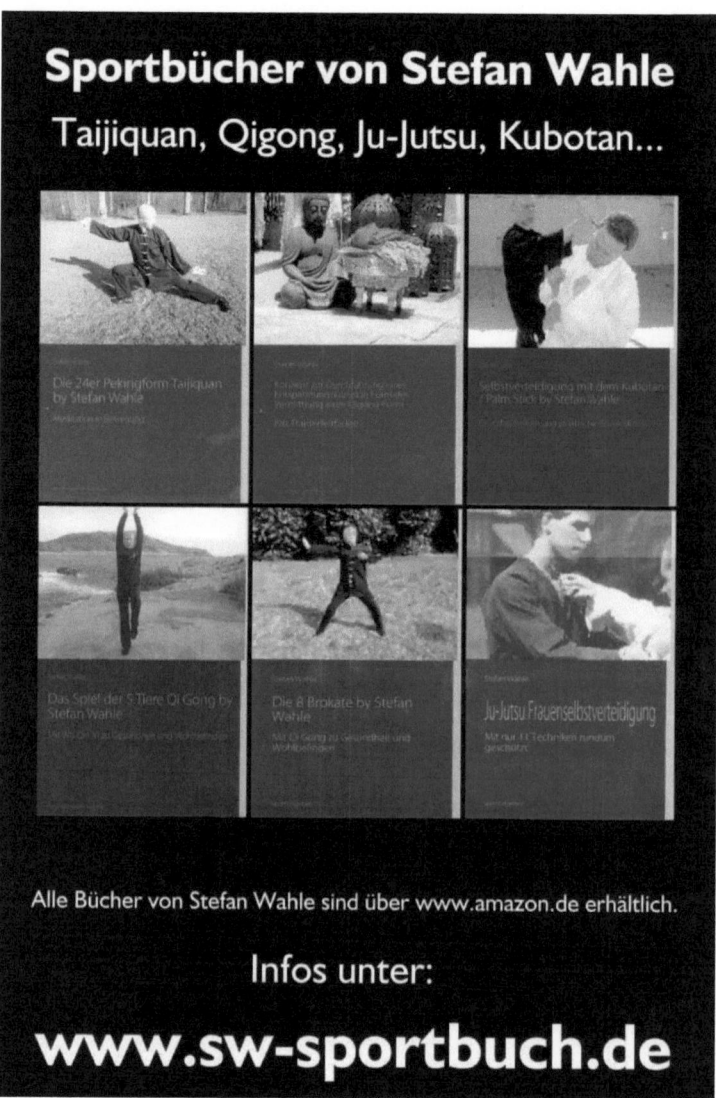

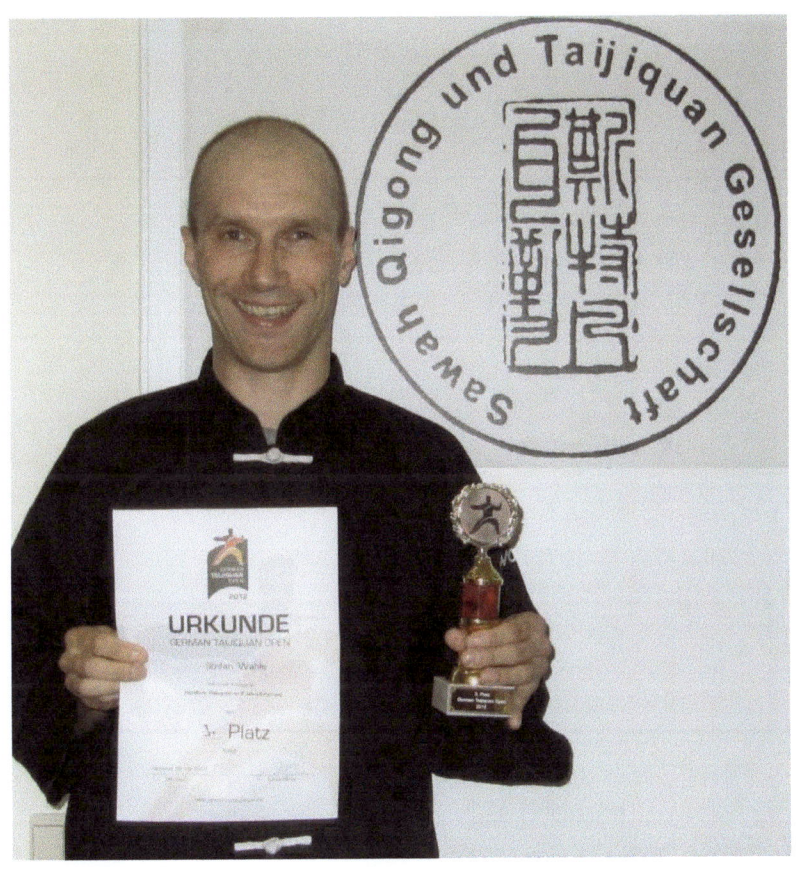

3. Platz bei den German Taijiquan Open 2012 in Hannover.
Die GTO 2012 waren die ersten offiziellen Meisterschaften für Taijiquan in Deutschland, getragen von folgenden Verbänden und Organisationen:
- Taijiquan und Qigong Netzwerk Deutschland,
- Chen Stil Taijiquan Netzwerk Deutschland,
- Taiji Europa und
- Wu Wei Hamburg.

5. Über den Autor

Trainerqualifikationen und Graduierungen
- Entspannungstrainer, Note 1
- Trainer für Sportrehabilitation, Note 1
- Fitnesstrainer B-Lizenz, Note 1
- Lehrer für Qigong, zertifiziert durch TQN + DDQT
- Lehrbefähigungsnachweis Ju-Jutsu, 1990
- Prüferlizenz Ju-Jutsu von verschiedenen Verbänden, erstmals 1992
- 6. Dan Ju-Jutsu, Lehrer für Ju-Jutsu
- Krav Maga Instructor verschiedener Verbände

Wettkampferfolge
- 1. Platz Hamburger Meisterschaft Ju-Jutsu-Formenwettkampf 1992
- 3. Platz Hamburger Meisterschaft Ju-Jutsu Kampf 1995
- 3. Platz Hamburger Meisterschaft Ju-Jutsu Kampf 1994
- 4. Platz Internationale Deutsche Meisterschaften moderne Kata 1997 in Lauenburg
- 4. Platz Deutsche Meisterschaft Ju-Jutsu-Formenwettkampf 1992
- 5. Platz Hamburger Meisterschaft Ju-Jutsu Kampf 1996
- 1. Platz zweiter „happy run" 5 Km Nordic-Walking in Wahlstedt 2010
- 3. Platz German Taijiquan Open 2012 in Hannover
- 4. Platz Wu Wei Cup Hamburg 2012
- 1. Platz Sparkassen-Ostseelauf Timmendorfer Strand Nordic-Walking 5 Km 2013
- 1. Platz Stadtwerkelauf Tornesch 5Km NW 2013 - 2015
- 1. Platz Möllner City-Lauf 9,4 Km NW 2014 + 2015
- 1. Platz Jesteburger Volksl. Walking 10,5 Km 2014-15

Veröffentlichungen
- diverse Sammelbände 2014
- Rückenqigong 2014
- Kurskonzept Frauenselbstverteidigung 2014
- "Der fliegende Kranich" - Qigong in 5 Bänden 2013
- Buch „Die 6 heilenden Laute" 2013
- Buch „Das muskel- und sehnenstärkende Qigong" 2012
- Buch „Sawah Kung Fu Grundtechniken" 2012
- Buch „ Das muskel- und sehnenstärkende Qigong..."
- Buch „Shaolin Qin Na Sawah Kuen" 2012
- Buch „Taijiquan für Einsteiger..." 2012
- Buch „Krav Maga - Grundtechniken..." 2012
- Buch „Das Spiel der 5 Tiere Qigong ..." 2011
- Buch „Die 8 Brokate by Stefan Wahle" 2010
- Buch „Ju-Jutsu Frauenselbstverteidigung" 2010
- Buch „Optimiertes Krafttraining mit der ILB-Methode"
  2009
- Buch „Ju-Jutsu Straßenkampftechniken" überarbeitete
  Neuauflage 2009
- Artikel „Optimiertes Krafttraining mit der ILB-Methode" in
  der Zeitschrift „shape up Trainer´s only", Heft Nr. 5
  2009
- Buchveröffentlichung „Realistische
  Frauenselbstverteidigung" 1994/95
- Buchveröffentlichung „Ju-Jutsu Straßenkampftechniken"
  1993

Auszeichnungen
- Budoka Award der Martial Arts Association 2013
- Ehrenkreuz der Martial Arts Association (MAA) 2012
- Hall of Fame + Dragon Medal der MAA 2011
- Verleihung der Ehrenmedaille durch den American

Ju-Jutsu Landesverband Hamburg e.V.
für den Aufbau der Akademie für
Frauenselbstverteidigung 1997

Besondere Lehrgänge
- Lehrgang bei Dan Inosanto in Speyer 1996

Tätigkeiten
seit 2008   Fernstudium Fitness
                             an der BSA Akademie
                             anerkannt durch den
                             DSSV e.V.

seit 2001   freiberuflicher Trainer

1993 bis 2001   Landestrainer beim American
                             Ju-Jutsu Landesverband
                             Hamburg e.V.

Mitglied in den Verbänden (Stand 12/2015)
- Taijiquan & Qigong Netzwerk Deutschland e.V.
- Chinesisch-Deutscher Kampfkunstverein e.V.
- Martial Arts Association - Int.
- Deutsche Budo Organisation e.V.
- Krav Maga Sawah Organisation Deutschland
- World Krav Maga Association
- Zertifizierung durch das Deutsche Trainerregister
- Deutsches Dan-Kollegium e.V. - DDK
- Deutsche Kampfkunst Föderation e.V.
- Sawah Qigong und Taijiquan Gesellschaft
- American Ju-Jutsu Landesverband Hamburg von 1993
- F.T.U. Freie Taekwondo Union

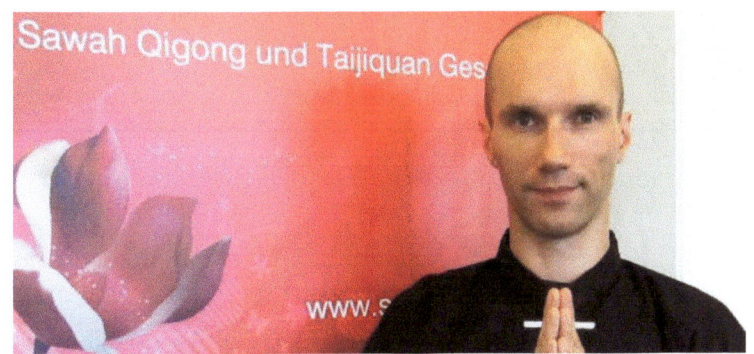

Man kann mich als Personal Trainer für folgende Bereiche buchen:

- Muskelaufbautraining mit Geräten,
- Cardio-Training,
- Boxtraining,
- Nordic-Walking,
- Selbstverteidigung,
- Qigong, Taijiquan,
- gemeinsame Entwicklung von Trainingsplänen mit erreichbaren Zielen.

Kontakt:

Stefan Wahle

E-Mail: info@sw-sportbuch.de

Internet: www.sw-sportbuch.de

Fan-Page von Stefan Wahle bei Facebook.com:
http://www.facebook.com/Stefan.Wahle.Autor

6.   <u>**Vorstellung der Gesellschaft**</u>

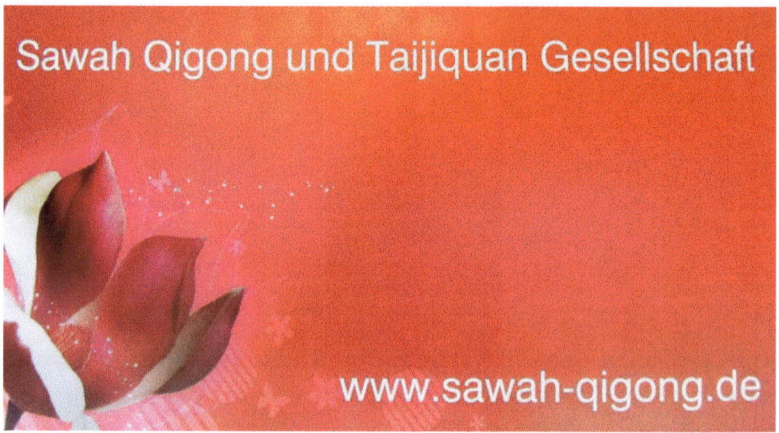

Die **Sawah® Qigong und Taijiquan Gesellschaft** ist der Fachverband für

- Qigong,

- Taijiquan und

- Kung Fu

im **Sawah® Stil** und betreibt in diesen Bereichen Lehre und Forschung.

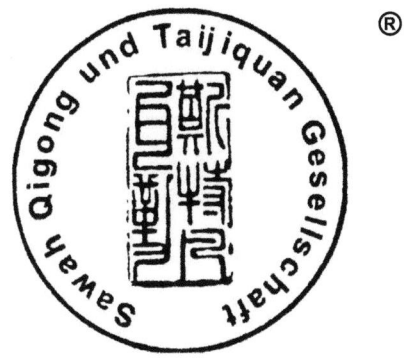

®

Internet: www.sawah-qigong.de

E-Mail: info@sawah-qigong.de

Die Gesellschaft hat eine Gruppe bei Xing:
Qigong & Taijiquan Deutschland
http://www.xing.com/net/sawah

Gruppen bei Facebook:
Qigong Deutschland
Taijiquan Deutschland

Seite bei Facebook:
Sawah Qigong und Taijiquan Gesellschaft

Gruppen bei linkedin.com:
Qigong Deutschland
Tai Chi Chuan Deutschland

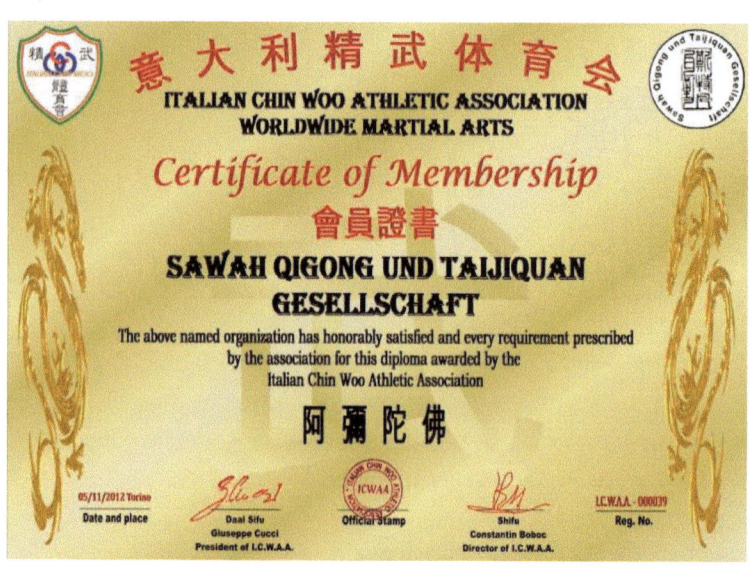

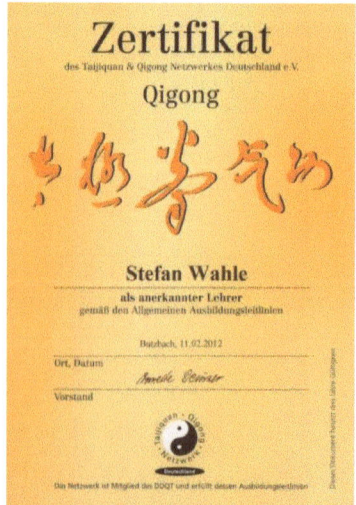

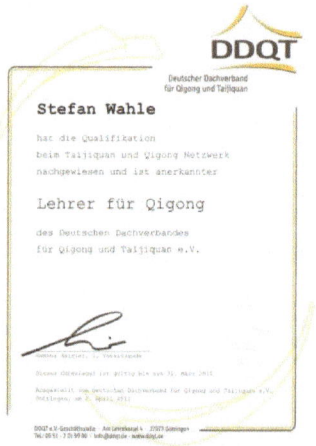

www.facebook.com/SawahQigong

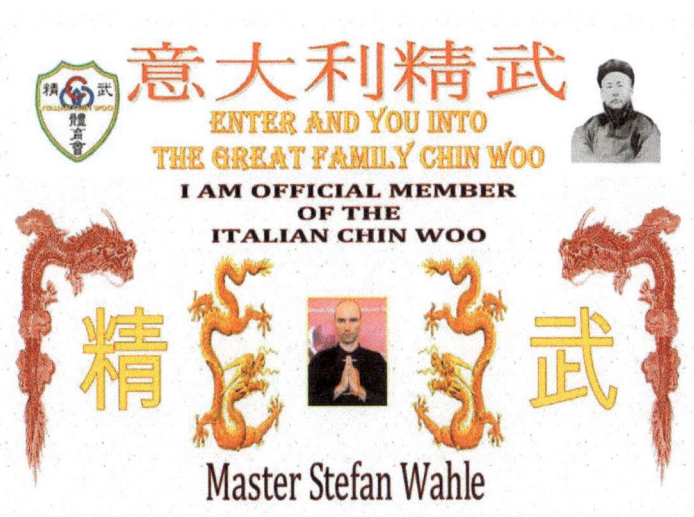

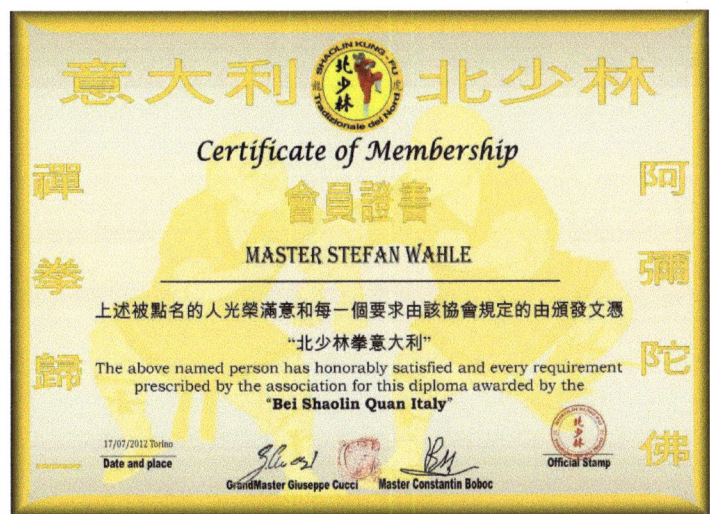

7.   <u>Kurzüberblick über die Übungen</u>

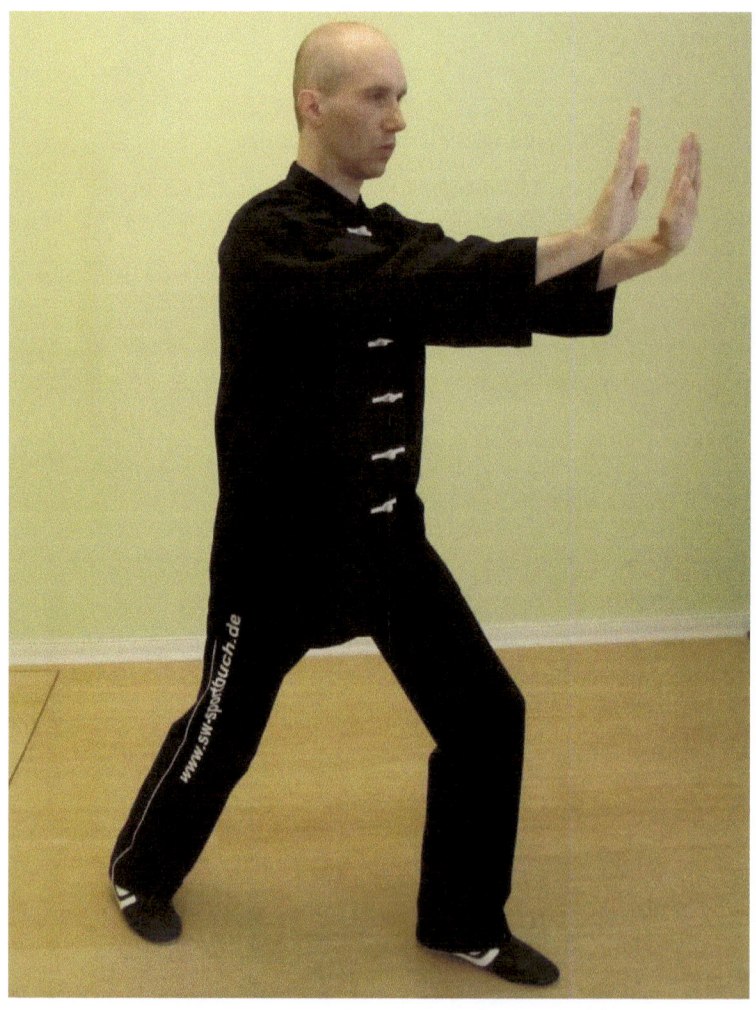

1.   Bewegung: Schieben, Element: Holz,
Laut: Xu, Himmelsrichtung: Osten

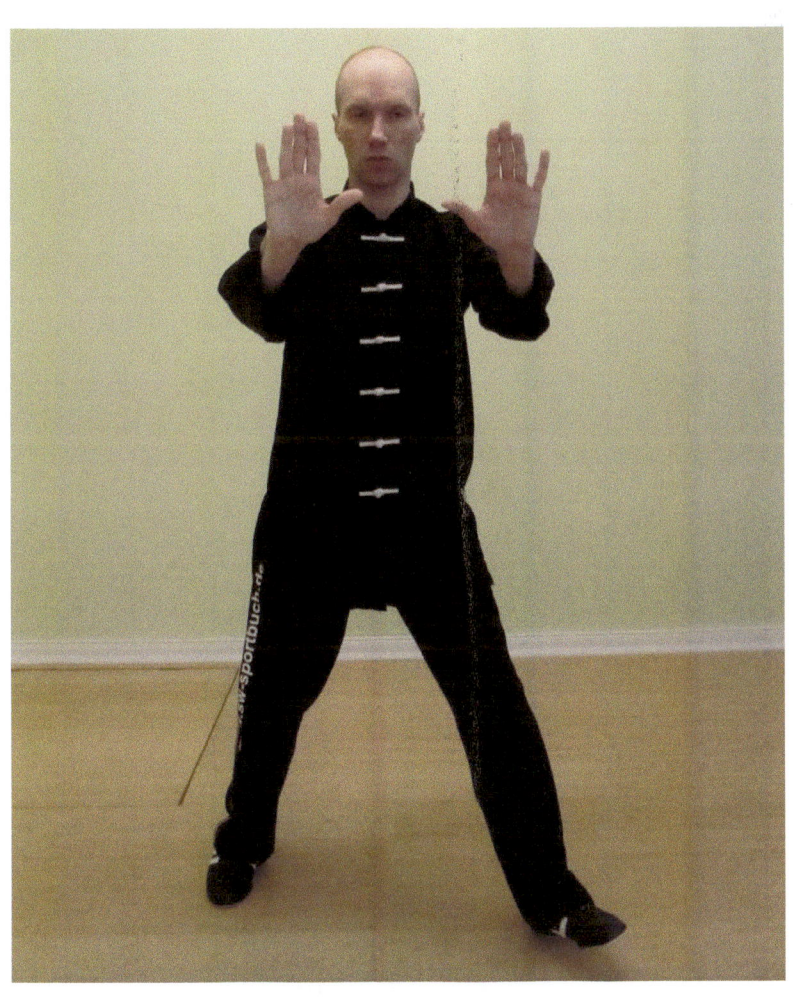

2.   Bewegung: Glattstreichen, Element: Feuer,
Laut: He, Himmelsrichtung: Süden

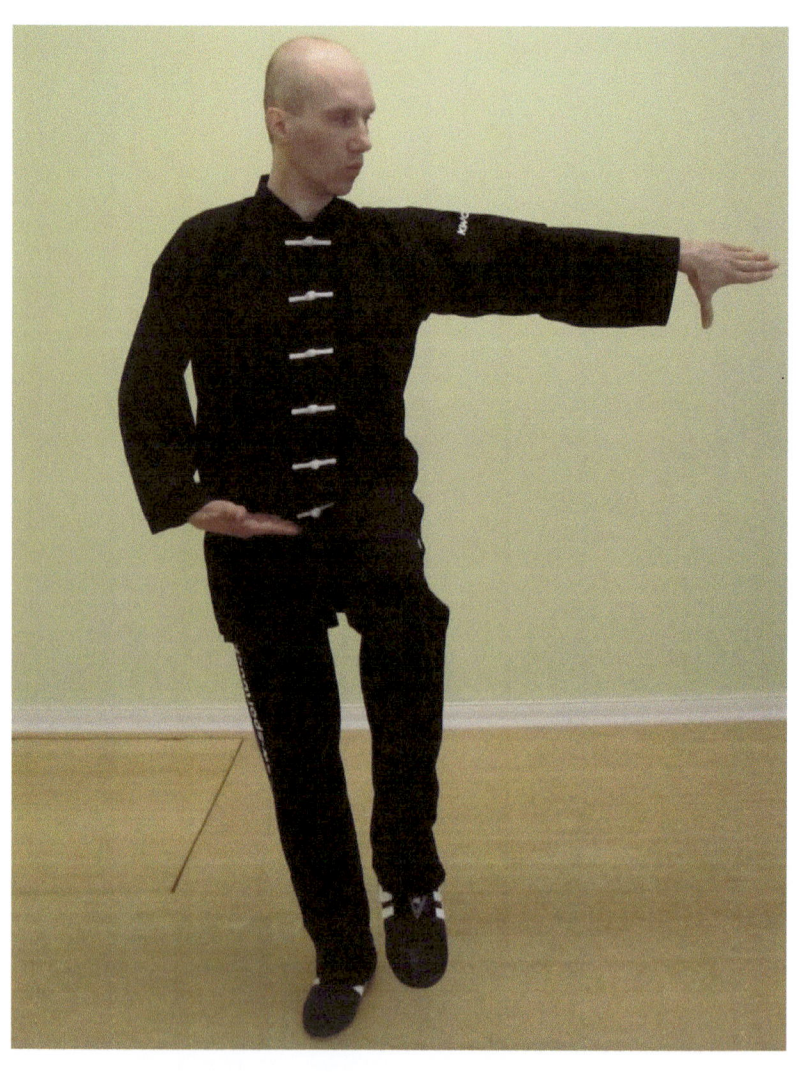

3.   Bewegung: Wolken, Element: Erde,
        Laut: Hu, Himmelsrichtung: Mittel (Süd)

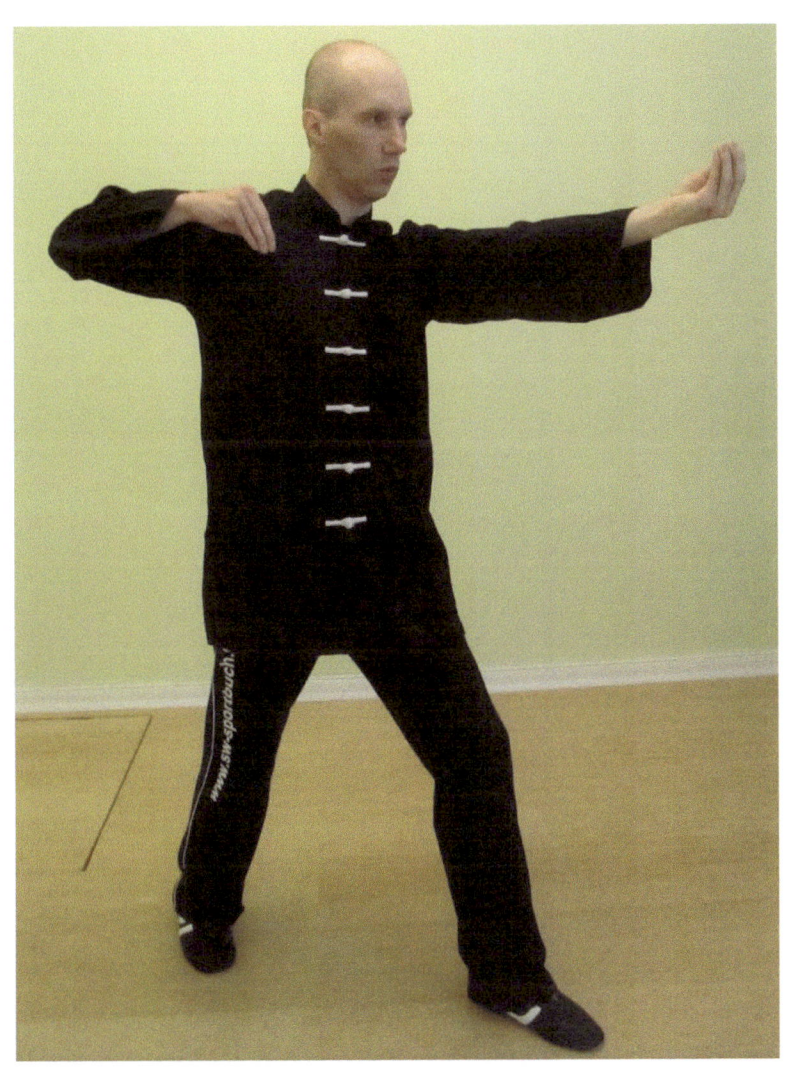

4.   Bewegung: Kneten, Element: Metall,
Laut: Si, Himmelsrichtung: Westen

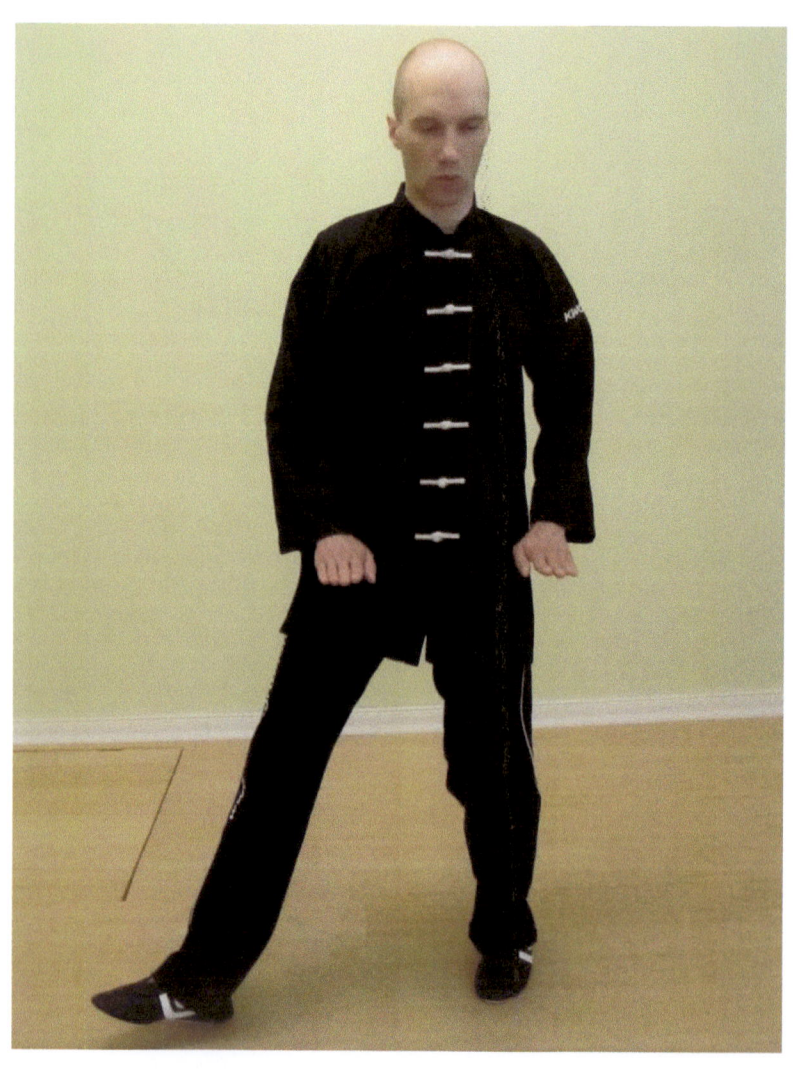

5.   Bewegung: Berühren, Element: Wasser,
Laut: Chui, Himmelsrichtung: Norden

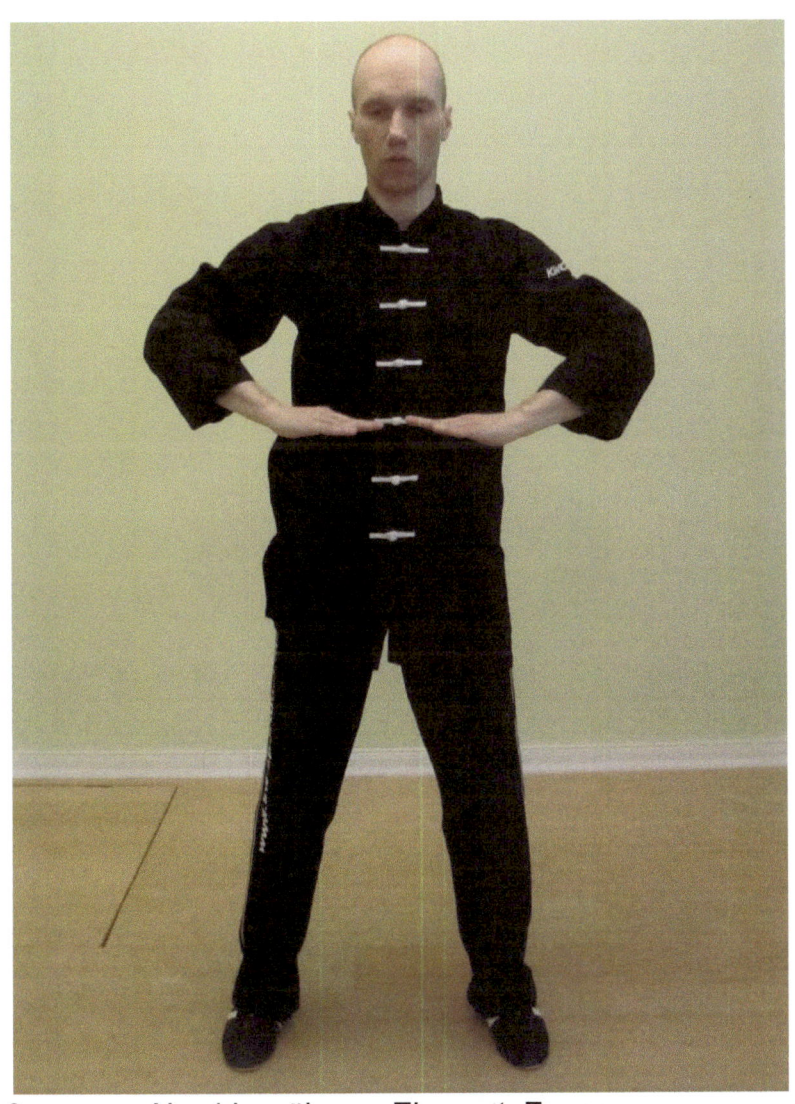

6. Abschlussübung, Element: Feuer,
    Laut: Xi, Himmelsrichtung: Süden

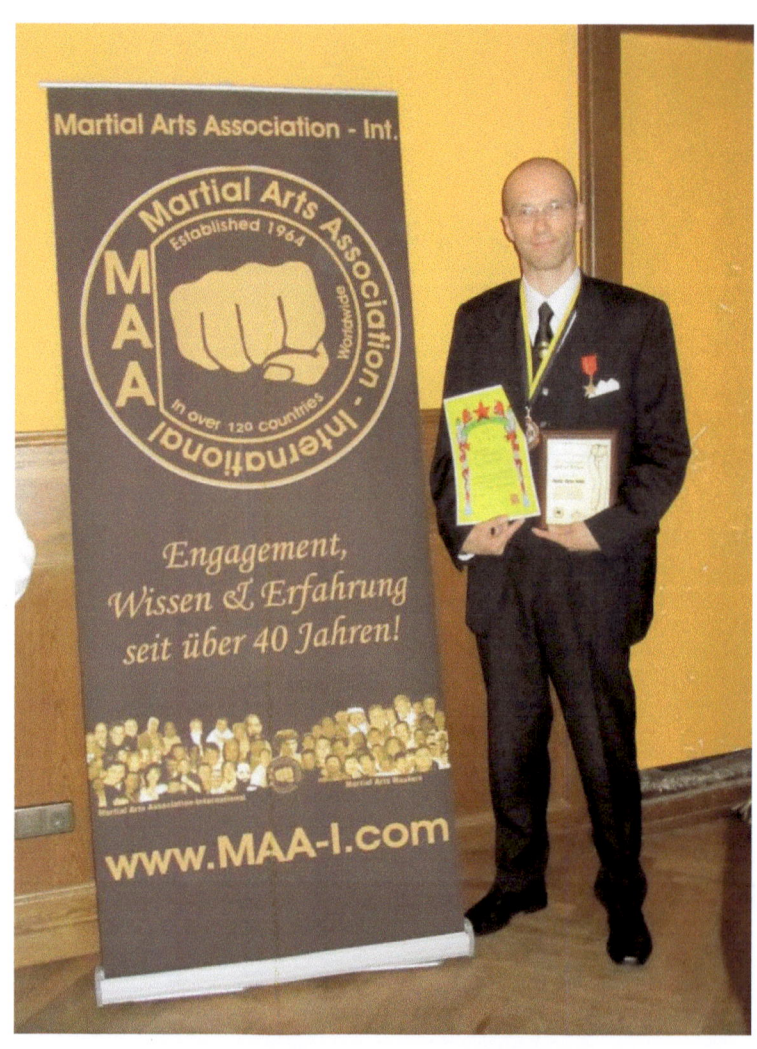

Stefan Wahle, Lehrer für Qigong
www.sw-sportbuch.de
www.buch.guru